"中医药在海外"丛书

中医药在德国

刘堂义　徐　红　王云飞　编著

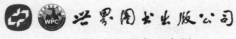 世界图书出版公司

上海·西安·北京·广州

图书在版编目(CIP)数据

中医药在德国 / 刘堂义,徐红,王云飞编著. —上海：
上海世界图书出版公司,2020.8
（中医药在海外 / 桑珍,郑林赟主编）
ISBN 978-7-5192-7101-5

Ⅰ.①中… Ⅱ.①刘… ②徐… ③王… Ⅲ.①中国医
药学-概况-德国 Ⅳ.①R2

中国版本图书馆 CIP 数据核字（2019）第 289451 号

书　　名	中医药在德国	
	Zhongyiyao Zai Deguo	
编　　著	刘堂义　徐　红　王云飞	
责任编辑	吴柯茜	
封面设计	张亚春	
出版发行	上海世界图书出版公司	
地　　址	上海市广中路 88 号 9-10 楼	
邮　　编	200083	
网　　址	http://www.wpcsh.com	
经　　销	新华书店	
印　　刷	上海景条印刷有限公司	
开　　本	890 mm × 1240 mm　1/32	
印　　张	4.5	
字　　数	92 千字	
版　　次	2020 年 8 月第 1 版　　2020 年 8 月第 1 次印刷	
书　　号	ISBN 978-7-5192-7101-5/R·537	
定　　价	35.00 元	

"中医药在海外"丛书编委会

主　编　郑林赟　桑　珍

编　委（按姓氏笔画为序）

前　言

　　当前中医药振兴发展迎来了天时、地利、人和的历史性机遇，随着国家不断出台政策支持和鼓励，中医药发展正在迅速崛起，迎来更广阔的发展机遇。中医药是我国国粹，随着各国对天然药物需求的不断增加和中药现代化步伐的加快，中药在世界医药中的影响和地位日益受到重视。加强中医药海外发展，不仅可以调整国内中医药行业的产业结构，促进中医药产业的优化，解决国内就业问题，从而带动经济持续增长，还有利于传播中医药文化，提高中国的国际影响力和号召力。

　　为进一步助力中医药国际化，传播中医药文化。在中医药国际合作专项的支持下，上海中医药大学杏林学者——外向型人才培养计划的中青年学者承担了"中医药在海外"系列丛书的编撰工作。根据工作实际和专项研究成果编撰整理，总结成书，对中医药在不同国家的海外发展进行了分析。本套丛书按国别分册，编写注重数据收集与整理分析，侧重于不同国家的政治与经济环境、中医药发展轨迹、中医药教育、中医药的立法和政策环境、市场机遇与挑战、应对措施等方面，意在探索中医药海外发展模式、如何应对挑战，对中医药服务贸易推动出口、带动就业，应对中医药海外发展遇到的挑战提供一定参考路径和方法。

　　本套丛书重点研究以下三个方面：第一，中医药立法。海外中医药立法对中医药事业长远发展具有重要意义。海外中医药立法从法律层面明确了中医药的重要地位、发展方针和扶持措施，为中医药事业发展提供了法律保障。中医药立法针对中医药自身的特点，规定了中医师的注册、中药管理机构的设立等方面，有利于保持和发挥中医药特色和优势，促进中医药事业发展。第二，中医药教育。全球化有力地促进了中医药教育的发展，同时也迫切要求其规范化与标准化建设。近10年来，国际中医学教育标准化进程日益加快，已成为世界医学教育发展的潮流，且不同国家的中医药教育有不同的特点和模式。第三，中医药发展面临的挑战，以及应对措施。详细分析中医药在所在国发展面临的挑战，针对挑战提出相应的应对措施，探索中医药的发展模式，从而辐射和带动周边国家的中医药发展。

　　逆水行舟，不进则退。中医药海外发展正面临着日益复杂的国际形势和其他传统医药的激烈竞争。本套丛书积极探索中医药海外发展面临挑战的应对措施，即主动拓展多样化的中医药市场、研究开发适合所在国需求的中药、建立中药材及中药制剂工艺和质量控制标准化等。力求中医药海外发展不囿于单一的医疗体验，而是更加的多元、复合，并且具有更好的环境适应性和发展潜力，助力中医药海外发展。

　　本套丛书的使用对象是与中医药海外发展相关的管理、医疗、卫生、产业、科研等领域的从业者，希望能为他们提供有益的参考和帮助。当然，本套丛书尚存在一些不甚成熟之处，欢迎批评指正。

目　　录

第一章

国家情况

第一节 概　况

德意志联邦共和国（The Federal Republic of Germany, Die Bundesrepublik Deutschland），简称"德国"。德国地处欧洲中部，由16个州组成的，首都为柏林，领土面积是357 582平方公里，气候以温带气候为主，全国人口约8 315万人，是欧盟中人口最多的国家，以德意志人为主体民族。

德国人民的祖先是居住在欧洲中部的古代日耳曼民族。10世纪时日耳曼人创建了神圣罗马帝国，后来国家发生分裂。普鲁士王国于1871年统一了除奥地利帝国以外的日耳曼各邦国后，建立了德意志帝国。德国曾先后两次挑起世界大战并均以战败告终。二战后，德国被美、英、法、苏四国占领。1949年5月23日，西部建立德意志联邦共和国。同年10月7日，东部成立德意志民主共和国。1990年10月3日，民主德国正式加入联邦德国，德国实现统一。

德国各项制度完善，经济高度发达，是欧洲著名的四大经济体之一，与法国等国家共同创立欧盟。德国同时也是北约、八国集团的主要成员国，积极参与申根公约、联合国等国际组织。

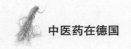

一、地理

德国处于欧洲的中部，是欧洲邻国最多的国家。东边与波兰、捷克相邻，南边与奥地利、瑞士接壤，西边与比利时、荷兰、卢森堡、法国临近，北边与丹麦为界，又濒临北海和波罗的海。

德国的地形多样，景色优美。既有山脉、高原及丘陵，也有湖泊及平原。整个德国的地形可以分为五个区域，分别具有不同的特征：北部低地、中部山脉隆起地带、南部阿尔卑斯前沿地带、西南部中等山脉梯形地带以及巴伐利亚阿尔卑斯山区。

德国自西北向东、南逐渐由海洋性气候过渡到大陆性气候。各地区地理位置不同，气候略有差异。德国的最高平均气温在7月，14～19℃；其最低的平均气温在1月，–5～1℃之间。

德国境内多河流和湖泊。主要河流包括莱茵河（流经境内，约865公里）、威悉河、易北河、多瑙河、奥得河。同时有很多较大的湖泊，比如博登湖、阿莫尔湖、基姆湖、里次湖等。

二、经济

德国经济发达，是欧洲最大的经济体，经济总量位居全球第四。工业革命后，经济全球化飞速发展，德国不断创新，也不停受益。德国的经济是以市场经济为基础的。

德国农业高度发达，其机械化程度相当高。据统计，2019年德国农业用地共计1 816万公顷，约占德国国土面积的50%，其中农田面积约1 173.1万公顷。2019年农林渔业就业人口约94.01万，占国内总就业人数的1.39%。

德国工业发达，尤其是制造业，以汽车、航天、精密机械等为代表。"德国制造"甚至成为一种工业品牌，以制作精良闻名世界。

德国是世界上褐煤的最大生产国，同时含有丰富的木材、钾肥、铁矿、盐、铀、天然气等资源。德国能源主要来源化石燃料，其次是核电能，还有类似生物质能的可再生能源（如木材、生物燃料），以及风能、水能、太阳能。

德国向来重视对外投资与招商引资，同时也非常重视与其他国家的合作。德国与世界上230多个国家和地区保持贸易关系。同时，德国是全球最大的资本输出国，据德国联邦统计局公布的数据显示，2019年德国外贸总额24 319亿欧元，其中出口额为13 278亿欧元，进口额为11 042亿欧元，贸易顺差为2 236亿欧元。

三、文化

历史上，德国被盛赞为"诗人与思想家的国家"。德语文学受意大利文艺复兴的影响，其历史可一直追溯到中世纪，并且在18世纪走向顶峰。德国文学的杰出代表有歌德、席勒、

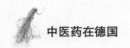

海涅、莱辛以及格林兄弟等，并且德国还有许多获得诺贝尔文学奖的著名作家，如塞道尔·蒙森、霍普特曼、托马斯·曼、黑塞、赫塔·穆勒等。

不少德国画家也在国际上享有盛誉，创作内容及形式丰富多彩。同时，德国的建筑风格迥异，广泛吸收欧洲各国的特色。卡罗琳式建筑及奥托式建筑源自德国地区，而南德巴伐利亚地区处处可见的是清新明快的巴洛克式建筑，北德则多是庄重严谨的哥特式建筑。12世纪以前，德国建筑主要集中在莱茵河流域，教堂平面较自由，外部尖顶及钟塔较多。15世纪前，则出现了单塔式及广厅式两种特殊形式教堂，代表作有科隆大教堂和乌尔姆大教堂。19世纪初，德国开始流行古典复兴和浪漫主义思潮，代表作有柏林宫廷剧院、柏林勃兰登堡门。

德国在音乐方面也有享誉世界的造诣，是世界上著名的音乐之乡，德意志民族是极具音乐天赋的民族，出现了许多音乐大师，如巴赫、贝多芬、舒曼、勃拉姆斯等。如今，德国的德累斯顿国家交响乐团和柏林爱乐乐团也颇为人所称道。德国的音乐源远流长，中世纪的"恋诗歌""歌唱师傅"、管风琴，18世纪上半叶的巴洛克音乐，19世纪初形成的维也纳古典乐派，之后的浪漫主义歌剧、新客观派音乐、表现主义音乐，以及19世纪中叶以后的"新德意志乐派"等，德国的音乐成为欧洲，乃至世界的音乐。德国具有广阔的音乐市场，位居欧洲第一，世界第三。

德国哲学属于西方哲学，其持续发展了当代分析主义，并夯实了西方哲学的基石。德国哲学是西方文化中一道奇异的风景，历史上，德意志民族被称为"哲学的民族"，这个民族为人类精神贡献出了大量的杰出人物和宝贵的思想财富，出现了丰富多彩的哲学流派和哲学作品，如莱布尼茨和笛卡尔、巴鲁赫·斯宾诺莎被认为是17世纪三位最伟大的理性主义哲学家，代表作有《神义论》《单子论》《论中国人的自然神学》等。康德作为德国古典哲学创始人，开启了德国古典哲学和康德主义等诸多流派，其核心三大著作被合称为"三大批判"，即《纯粹理性批判》《实践理性批判》和《判断力批判》。黑格尔作为德国19世纪唯心论哲学的代表人物之一，他的思想标志着19世纪德国唯心主义哲学运动的顶峰，对后世哲学流派如存在主义和马克思的历史唯物主义都产生了深远的影响，并极大地丰富了辩证法，他的代表著作有《精神现象学》《逻辑学》《哲学科学全书纲要》《法哲学原理》等。尼采被认为是西方现代哲学的开创者，他的著作对于宗教、道德、现代文化、哲学，以及科学等领域提出了广泛的批判和讨论，尼采对于后代哲学的发展影响极大，尤其是在存在主义与后现代主义上，他的代表作有《权力意志》《悲剧的诞生》《希腊悲剧时代的哲学》《论道德的谱系》等。胡塞尔是现象学的创始人，也是近代最伟大的哲学家之一，创立意向性学说，提出了先验哲学中的身体问题、图像意识现象学中的"模像"概念等内容。马克思和恩格斯共同创立的马克思主义学说，则被认为是指引全世界劳动人民为实现社会主义和共产主义伟大理想而进行斗争的理论武器，他们所创立的哲学思想为历史唯物主义，主要著作有《资本论》《共产党宣言》《德意志意识形态》等。

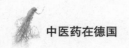

德国历史悠久，许多文物古迹保存完整，截至2018年7月，德国仅联合国教科文组织认证的世界遗产就有44处，其中文化遗产有41处。同时德国的社会活动异常丰富，包括曲艺表演、体育比赛、庆祝活动等，都具有悠久历史，吸引了不计其数的国外游客。

四、政治体制

德意志联邦共和国是一个联邦议会共和制的国家，由16个联邦州组成，其中柏林、不来梅和汉堡为市州。国家政体是议会民主制下的总理负责制。国家元首是联邦总统。

1949年5月23日《德意志联邦共和国基本法》生效。《基本法》确定了国家的五项基本制度，包括共和制、联邦制、民主制、法治国家以及社会福利制度。《德意志联邦共和国基本法》是德国政治及法律的基石。

德国议会是由联邦参议院及联邦议院共同组成的。每届议会任期4年。由参加联邦议院的各党议员组成议会党团。由选民直接选举和通过政党得票率按比例分配产生联邦议院议员，联邦议院最重要的任务是选举总理、立法以及监督政府的工作；而各联邦州代表组成了联邦参议院。各州通过联邦参议院来参与联邦的管理、立法和欧盟事务。各州州长按固定顺序轮任参议院议长，任期为1年。当总统因故不能行使职权时，由参议院议长代行总统职务。

德国的最高司法机构是联邦宪法法院，主要负责解释

《基本法》，监督《基本法》的执行。联邦宪法法院共有16名法官，联邦议院和联邦参议院各推选一半，由总统任命，任期是12年。联邦议院及联邦参议院轮流推举正、副院长。此外还设有联邦法院、联邦惩戒法院、联邦行政法院、联邦劳工法院、联邦财政法院、联邦专利法院和联邦社会法院。

各级法院相应设有检察机关，主要职责是对犯罪、违法提出起诉，但其不受法院的管辖，也不干预法院的审判工作，不独立行使职权，并受各级司法部的领导。其任务主要是领导刑事案件的侦查并提起公诉。检察机关受联邦或州政府司法部门领导，其行使职权相对独立。联邦行政法院设立联邦最高检察院，由联邦总检察长及数名联邦检察官组成。

德国实行多党制，主要包括德国基督教民主联盟、德国社会民主党、基督教社会联盟、自由民主党、联盟90/绿党、左翼党、德国的共产党及德国选择党。

第二节　德国与中国

一、16—18世纪中国热时期

《马可·波罗游记》激起了欧洲对东方世界的好奇心，加上新航路的开辟提供了便利，不少德国的传教士、冒险家陆续

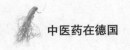

来华。因传教士往往兼有学者的身份，所以传教士成为当时中德文化交流的主要媒介。

天主教耶稣会传教士汤若望可以算得上是中德关系史上最重要的人物。明万历四十七年（1619年），他来到中国；1644年，明清易代。汤若望历两朝三帝，参与中国历书修订，并进行译书。他一方面将西方先进的科学思想引入中国，一方面将中国独特的地理文化介绍给德国。

17世纪，一个没到过中国的德国传教士基歇尔写了一本推动欧洲"中国热"的著作《中国图说》。1689年莱布尼茨游历于意大利，通过结识耶稣会派遣于中国的传教士，开始对中国文化进行了长时间、卓有成效的研究。德国本土的学者和文学家对中国产生兴趣大多是在莱布尼茨1697年出版《中国近事》（又名《中国新事萃编》）之后。

沃尔夫是继莱布尼茨之后又一位推崇中国儒家文化的德国哲学家。1721年，沃尔夫在哈尔大学讲授《中国的实践哲学》，这部书后来风靡欧洲，被誉为"17世纪关于中国的大百科全书"。

康德作为18世纪德国古典哲学奠基人，也曾将目光转向东方，关注中国的儒学。康德曾在题为"中国"的口授记录中，对中国的民族习俗与性格、饮食、客套，以及农业、水果业和手工业等进行了全方位的介绍。

该时期中德关系的主要特点是以文化、科技交流为主，并且相对平等、和平。当时德国对中国的文化有着好奇与包容的态度。在这一时期，中德开辟了海上的贸易路线。

中医药在德国的传播也经历了漫长的历史过程。欧洲对中药、针灸的认识可追溯到16世纪晚期和17世纪早期，其后由法国、奥地利等邻国传入德国。这些关于中医药的传播，大多是通过一些书籍和文章，不成系统，也稍嫌片面，但对德国人认识中医药起到了重要的桥梁作用。公元1683年，荷兰东印度公司医生瑞尼（Rhyne）在英国伦敦出版《论关节炎》一书。该书介绍了针灸疗法，尽管内容还不够完善且缺乏中医理论的阐述，但却影响到包括德国在内的欧洲各国。同年，汉堡还出版了哥荷马（Gehema）的《应用中国针灸治疗风湿痛》一书。18世纪初，甘弗（Kaempfer）的《海外珍闻录》记述了中国、日本的艾灸疗法，认同艾叶是最好的灸治材料，书中不仅介绍了针灸能够有效治疗腹泻、腹痛，还详细记载艾灸左侧小趾端的至阴穴有助于催生，灸合谷穴治疗牙痛，灸疗脐周围穴位可以治疗不育症或避孕，书中亦谈及金针、银针等针具，并附针灸穴位图，标明60个常用穴。赫斯特（Heister）的《外科学》也论及针灸疗法。1816年，伯里奥兹（Berlioz）通过针灸试验，创立"痛点疗法"，用自制的金属针刺入痛区，并不讲求穴位、归经，这种情况与针灸学中的阿是穴刺法似。这种针法的特点是用针多、留针久，如治疗癫痫患儿，用针38支，留针8小时。20世纪末上海出现的汤氏头针治疗颅部疾病的头针选穴及治疗时间与此相类似。

二、19世纪至第二次世界大战后

这一时期中德关系发生转变。19世纪中叶开始，德国逐

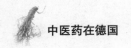
步实现统一，国力进一步增强。而此时的清政府，长期闭关锁国，积贫积弱，已是大厦将倾。德国对中国虎视眈眈，中德的交往不再是对等的关系。

1861年，清政府被迫在天津与德国签订了《通商条约》，这标志着中德（当时以普鲁士为代表）外交关系的正式建立。1871年，德国成为一个统一的国家，为了获得更多的贸易利益，德国采用强硬的贸易手段，即所谓的"炮舰外交"。1897年，德国运用军事手段直接占领中国胶州湾，在当地着手实行殖民统治。1898年，德国政府强迫无能的清政府，签订了不平等的《胶澳租借条约》，约定德国取得山东胶州湾99年租借权，并获得山东半岛的开矿权和铁路铺设权。1901年，中国政府在德国等11国的逼迫下，签订了不平等条约——《辛丑条约》，中国政府被迫赔款4.5亿两白银，德国获得赔款总额的1/5，即9 007万两白银。

中国与德国的关系在《辛丑条约》签订后得到了一定程度的恢复。

第一次世界大战的发生，彻底改变了中德关系。一战结束后，德国作为战败国，经济状态极端恶劣，也丧失了海外的殖民地。在这种历史背景下，当时的中国执政者与德国政府开始了频繁的接触。

但是，德国纳粹政府在1938年的时候最终做出决定，放弃德国在中国与日本间的中立政策，中德关系再次恶化。

在这一时期，中医药在德国的传播也在持续。18世纪德国医学界对中医学曾有过批评、诋毁，到20世纪中叶，这种情况有所改善。曾在上海同济大学任教的许宝德（Franz Hubotter），出版了较多的中医译著与著作，在1953年最先把中医学讲座搬上德国大学课堂。20世纪50年代起，更多的德国学者通过与中国的接触认识了中医，一些中医书籍经过翻译后传播到德国，并且有人创办了针灸与中医刊物，还编写了德国人专用的中医教科书，一些针灸和中医学术组织也陆续出现。近代有关德国中医的应用情况，在后续的相关章节中都有述及。

三、中德建交至今

第二次世界大战结束之后，德国被强制分裂为民主德国和联邦德国两个国家。1955年，毛主席指出中德两国之间应当建立起和平关系，结束战争状态。1956年，周总理发表相关声明，声明中国欢迎与联邦德国的关系正常化。1964年，中国和联邦德国的驻瑞士外交机构首次就发展两国关系的问题进行了官方接触，但由于各种原因而未取得实质性的结果。1972年，联邦议院外交委员会主席施罗德接受邀请出访中国。施罗德与周总理进行了亲切会晤，就中德两国关系正常化等问题交换意见，并于1972年中德两国签署了建交联合公报。之后，中德双方在经济、教育、文化及医疗等多个方面均进行了积极有效的合作及交流。

（一）经济

中德建交以后，两个国家在经济方面合作互动频繁，交

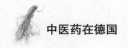

流多层次多方面发展，两国的关系发展到一个新的高度。中德经济各有特点，互补性比较强。德国工业高度发达，是一个技术先进、产品有较强竞争力的国家，却缺乏商品销售及投资的市场。中国是一个发展中国家，正在大力地进行现代化建设，但缺少资金及技术，然而其市场广阔、劳动力低廉，因此与德国之间有较强的互补性。互相支援，互相补充，这既符合中德两国的利益，又能促进世界经济的发展。2014年10月，中德签订了《中德合作行动纲要》，确立了两国的全方位战略伙伴关系。伴随着两国高层互访、相关合约的签订，两国的政治关系不断加强，中德经济之间双边合作快速发展。

（二）文化与教育

中德建交48年，两国文化的交流及合作是中德全方位战略合作伙伴关系的重要支柱，其在增进中德两国人民的理解和友谊中发挥了不能替代的作用。中德两国密切的合作，使两国文化交流向高水平、全方位、多领域发展，取得了丰硕成果。

（三）医疗卫生

1980年，中德卫生部门签署了合作协定，之后两国的卫生交流加速发展。医疗卫生方面，中德双方也有不同特色，中国擅长传染病的防控，中医和中药也独具特色，而德国的医疗信息化领域研究尤为先进。两国在医疗卫生方面的合作与交流不断加强，双方的医务人员、科学家、卫生管理人员不断深入交流合作，为两国医疗卫生事业的发展做出了巨大的贡献。

　　中医药的合作与发展得到了中德双方的极大重视，呈现广阔的发展前景。近年来，双方关于中医的交流频繁。2012年应德国巴伐利亚州环境及公共卫生部邀请，时任卫生部副部长、国家中医药管理局局长王国强率代表团访问了德国巴伐利亚州，与巴伐利亚州环境及公共卫生部部长马策·胡柏在慕尼黑举行了会谈，并签署了《中华人民共和国国家中医药管理局国际合作司与德意志联邦共和国巴伐利亚州环境及公共卫生部关于中医药领域的合作谅解备忘录》。双方将成立中医药合作工作组，加强人员往来，增进相互了解，推动在中医药临床、科研、教学和培训等多个领域的交流与合作。双方还将共同主办一次中医药学术会议，促进中医药在巴伐利亚州乃至更大地区范围内的应用和发展。

　　位于巴伐利亚州、由北京中医药大学和德国施道丁格集团共同创办的魁茨汀中医院作为德国与中国合作建立的第一所中医院，一直受到政府的高度关注，2014年9月23日，时任国家卫生和计划生育委员会副主任、国家中医药管理局局长王国强会见由施道丁格先生率领的德国慕尼黑中医药代表团，对双方长期的合作表示赞赏，并对施道丁格家族对中华文化和中国人民的深情厚意表示感谢。

　　2016年，国家中医药管理局副局长于文明会见了来访的德国海德堡市市长吴子那博士一行，就中德传统医学交流合作，特别是将中医药引入海德堡市等合作议题进行了深入的探讨与交流。2017年6月14日，国家中医药管理局副局长于文明会见了来访的德国汉堡大学附属埃彭多夫医院汉莎美安中医

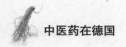

中心代表团斯文·施罗德博士一行，就中德传统医学交流合作，特别是将中草药系列产品通过《欧盟传统植物药（草药）注册程序指令》认证引入欧盟市场等合作议题进行了深入的探讨与交流。施罗德介绍了德国汉堡大学附属埃彭多夫医院汉莎美安中医中心对欧盟医药市场、卫生保健系统、教育体系、法定质量标准和法律框架、欧盟消费者对药品种类需求和药品质量需求的基本情况的认知，表达了希望与国家中医药管理局开展合作，进而将中草药系列产品引入欧盟植物药市场，将中医融入西方主流医学的一些初步想法。

综上，随着政府和民间两个层面关于中医交流的不断深入，中医药在德国的发展迎来一个崭新的局面。

第二章

德国中医药医疗概况

第一节　德国的医疗保险概况

随着社会经济的发展，社会保障成为人们极为关注的问题。德国在该领域走在世界前列，可以视为现代社会保障体系建立的发源地。在德国，社会保障体系主要体现在全社会强制性推行社会保险制度，其中当然也包括医疗保险。从1883年开始，随后分别在1884年和1889年，德国前后分别颁布了《疾病保险法》《意外伤害保险法》《伤残老年保险法》三项立法。世界上第一个医疗保险制度在1883年由具有"铁血宰相"之称的德意志帝国首任宰相奥托·冯·俾斯麦制定并推行，随后他又推出了养老保险、护理保险、意外保险和失业保险等制度，德国在此基础上逐渐发展成一个有着十分健全的社会保障体系的国家。

在医疗保险领域，德国政府所起的作用，与其他国家不尽相同。政府只负责制定相关法律、设计制度，它的作用主要体现在"协调"和"控制"两个方面。"协调"的是各方利益，而"控制"则是表现在政府严格把关保健费用。国家没有设置统一的医疗保险办理机构，政府有关部门只担当中介的角色，当出现问题时才进行仲裁，协调各方利益。

德国的社会医疗保险管理体制也比较有特色，虽制度统

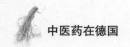

一，但管理分散，同时鼓励竞争，强调社会团结互助，政府部门不会参与医疗保险的具体操作过程。这种特点也是德国社会的市场经济的另外一种表现形式。

在德国，法律上规定必须购买医疗保险，这个规定对游客或公务出差去德国的人都有效。也就是说德国是一个全民医保的国家，这是一种强制性的、以社会健康保险为主、辅之以商业保险的医疗保险制度，覆盖了德国91%的人口，加上商业保险，德国整个健康保险制度为其99.8%的人口提供了医疗保障。

从2009年起，德国保险法规定，所有的德国公民和在德国长期居住的外国居民必须参加医疗保险和长期护理保险，医疗保险的范围包括疾病/牙科的预防和治疗，老年和严重伤残人士的护理、生育、预防保健等。德国的医疗保险分为法定医疗保险和私人医疗保险两种。绝大多数德国人（包括外国居民）参加法定医疗保险，少数德国人（10%左右）如高收入者、自雇人员、政府公务员等可选择参加私人医疗保险。

一、法定医疗保险

德国的法定医疗保险机构也称为法定医疗保险支付方，是具有独立公法法人地位和相应的权利责任的自治管理体系，由134个疾病基金组成，相互之间是竞争关系，被保险人可以在满足一定的条件下，自由地更换保险公司。这些保险机构可以分成六大类：大众医疗保险公司（Allgemeine Ortskrankenkassen,

AOK）、企业医疗保险公司（Betriebskrankenkassen，BKK）、技术人员医疗保险公司（Techniker Krankenkasse，TK）、德国职员医疗保险公司（Deutsche Angestellten-Krankenkasse，DAK）、手工业同业工会医疗保险公司（Innungskrankenkassen，IKK）、德国农业社会保险公司（Sozialversicherung für Landwirtschaft，LSV）等，其中大众医疗保险公司、技术人员医疗保险公司等是会员最多的法定医疗保险公司之一。

　　不同的法定医疗保险公司提供的医疗保障范围略有差异，但都必须满足政府对法定医疗保险规定的基本标准，确保提供全面的医疗服务和预防保健保障。根据德国的相关法律，法定医疗保险公司必须接受符合条件的所有申请人，不能因为申请人的个人问题（如年龄、健康状况、收入等）拒绝申请人投保。

　　多数德国居民（90%左右）参加法定医疗保险。是否参加法定医疗保险，主要根据德国政府规定的收入标准。因此，一些低收入的人群必须强制参加法定医疗保险，而高收入人群则以自愿的方式参加法定医疗保险。德国的法定医疗保险制度极有特色，投保人缴纳的保险费与经济收入挂钩，而享受的医疗保险服务一样，与缴纳费用的多少无关。这是他们引以为豪的"高收入帮助低收入，富人帮助穷人，团结互助、社会共济、体现公平"的德国社会医疗保险宗旨。

　　法定医疗保险提供的医疗服务包括各种医疗、预防保健、康复性服务，各种药品和辅助医疗品，患病（包括不孕）期间的服务或津贴，免费或部分免费就诊所需的交通费用等。

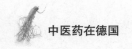

二、私人医疗保险

在德国，收入高于法定医疗保险的个人收入封顶线的雇员可选择自愿参加法定医疗保险，或者脱离法定医疗保险而转入私人医疗保险。此外，自雇人员、公务员艺术家、出版人以及一些特殊行业人员，也可以参加私人医疗保险。自雇人员如果在开始自我雇佣之前已经参加了法定医疗保险，那么在其成为自主营业者之后仍然可以继续参加法定医疗保险，否则需参加私人医疗保险。

通常，为了赢得用户的青睐，私人医疗保险公司的保障内容通常会提供比法定医疗保险更多的服务保障项目，常见的项目有：

（1）更多可报销的医疗服务；

（2）对牙科治疗的报销比例更高；

（3）住院时可使用私人病房；

（4）验光配镜；

（5）针灸和草药治疗等替代医疗。

从最后一项中可以看出，有关中医的治疗费用，只有在一些私人医疗保险公司才可以支付。私人医疗保险通常不包括病假补贴。

由于法律的有关规定，在德国选择脱离法定医疗保险后，想再回到法定保险系统非常难。因此，从2009年起，德国政府对私人保险公司提出了新的要求，规定私人保险公司必须提供一种与法定医疗保险类似的基本医疗险。这种险种所覆盖的医疗服务范围、保险费用和法定医疗保险相同，保险费每人每月 700 欧元左右。

私人医疗保险的费用受诸多因素影响，有关法规也规定了私人保险公司必须接受符合条件的申请人，不能以申请人的年龄、健康状况、收入等理由拒绝投保，而且投保人一旦投保，即可得到终身保险，保险公司不能无故终止保险，保险公司更不能因投保人的年龄增长而大幅度增加保险费。

三、法定医疗保险与私人医疗保险的比较

这两种基本的医疗保险，各有利弊，互为补充，主要区别在以下几个方面。

（1）保险对象。法定医疗保险是国家强制执行的，主要针对没有工作或者收入很低（每月收入低于400欧元）的人群。投保人的配偶和子女作为家属是可以免费参加保险的。而私人医疗保险相对来讲，针对收入高的人群，并且要求一人一份保单，家庭成员独立申请保险，不能免除保险费。

（2）保险费用。法定医疗保险的费用计算原则是基于个人收入水平，但有封顶线和保底线，而与个人的年龄、性别、健康状况等因素无关。而私人医疗保险则是根据相对风险的大小评估保险费用的多少，其费用差别较大，可以远远低于法定医疗保险的费用，也可以大大超过，主要与险种和个人情况有关。

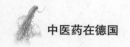

关于保险费的缴纳，两者还有一个明显的区别，即当一个人参加法定医疗保险后，如果出现失业或没有收入的情况，就可以不再缴纳医疗保险费；但如果参加私人医疗保险后，无论投标人出现什么状况，仍然需要每月缴纳保险费。

（3）就医情况。两种保险都规定受保人可选择合约机构提供的私人医生和医院，相对来说，私人医疗保险可以有更多的医生和医院可以选择，可选择的保障范围更广，牙科医疗的报销比例更高，甚至可以报销眼镜等额外项目，中医（针灸和草药）也属于部分私人医疗保险报销的范围。

第二节　德国中医药医保概况

近年来，中医药在德国不断发展。2007年德国卫生部门的统计数据显示，德国平均每年有200万人次看中医。德国与中国合作开设了两所中医医院：魁茨汀中医医院和欧洲中医康复中心。2009年的数据显示，中医针灸师约有5万多，占全德国医生总人数近1/6。各地开设了很多的中医医院、中医中心、中医协会等，一些大学也开设了中医系，社会上也举办了很多的中医讲座、中医进修班等。同时德文的中医书籍杂志、网页等也迅速增加。

在德国，草药的应用是合法的，德国已成为欧盟中使用中草药最多的国家。在中药材的管理方面，1999年德国成立了中医药房协会，它是由德国各个州的药房组织共同参与的一个联合性组织，有近百家会员药房，遍及德国各大中城市。协会主要负责中药材的采购和供应，并为中草药的质量和安全提供保障。德国巴伐利亚州有一个农林部植物研究所，该所提倡在德国种植草药，并认为在本国种植的中草药有如下优势：① 种植草药卫生条件方面的各个环节上的优势；② 严格按照德国对植物、药物和食品的法律规定方面的优势；③ 各个环节上的质量保证优势；④ 成本优势。该研究所已成功地种植了如丹参、黄芪、防风、当归、白芷、柴胡、大黄等16种中草药。

德国是西方发达国家中应用草药最普遍的国家，也是草药销售额最高和草药法最完善的欧洲国家。德国应用植物药的历史很长，在海德堡等地还建有专门的博物馆。德国的植物药应用直到现在也有很多，如止痛、镇静安眠、通便等方面的植物药制剂，许多都是非处方药物，在药店就可以买到。中草药归属尚不明确，但依据处方在药店也可得到，如饮片、颗粒剂、粉剂等。以前进口中药前，德国药监部门要求中药生产企业进行GMP认证（除非已有美国、日本、澳大利亚等国的认证），目前对取得中国GMP认证的企业已经不需要再认证。

中药饮片可以作为草药正式进入德国，但是需要通过政府指定的药物检测机构做相关的检验，才可以销售。对中药饮片的具体要求是符合最新版《中华人民共和国药典》（英文版）规定，重金属、农残、微生物、黄曲霉等需符合欧盟标准，禁

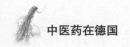

止放射处理及硫黄熏制等。对草药的疗效和质量，以及安全性都要进行评价。如果是植物药，则必须具备在欧盟境内应用30年以上的证明，或在欧盟内已应用15年、在欧盟外应用30年以上的证明，而且植物药不能含有非植物药成分，标识上必须注明"该植物药的效力未经临床证明"，植物药的生产厂家必须通过欧盟的药品生产和GMP审查。

迄今为止，我国制药厂和进出口公司向欧盟出口的中药只是作为医药原料出口到德国，德国和欧盟对草药原料的进口管理相对没有那么严格，而且到目前为止，已经有少数中成药获得了在德国和欧盟市场上销售的许可证，不过还是作为"保健食品"进行销售。

德国人对植物药的研究，从某种程度上讲，也促进了对中医的认识和应用，对拓展中医药的适应证范围、避免中医药的毒副作用、规范中医药的量效关系等大有裨益。比如德国著名的银杏叶制剂，现在用来治疗心脑血管疾病，拓展了传统中医药认为银杏叶及其果实敛肺平喘的适应证范围。另外，山楂叶和山楂果含有多种有机酸、黄酮、糖类、苷类，传统中医用其消食化积、活血化瘀，德国用来治疗高血压、动脉硬化、冠心病等，也用于老年病和抗衰老。还有德国人用半边莲来治疗肌肉关节疼痛，传统中医药则用来治疗疮痈肿毒、蛇虫咬伤、湿疮湿疹等。

对于中药来说，比较有利的政策是2004年4月30日生效的《欧盟传统植物药（草药）注册程序指令》，该指令要求包括中药在内的传统植物药必须向成员国主管部门申请注册，只有经审批同意后才能在欧盟市场上继续作为药物销售和使用，但不需提供临床试验证明。为了让植物药行业完成注册，该指令给出了7年过渡期。到2011年5月1日，《欧盟传统植物药（草药）注册程序指令》已经正式全面实施，未经注册的中药将不得在欧盟市场上作为药物销售和使用。但由于中医药的影响力，中医药在德国被列入了德国传统疗法范畴，故中医药的治疗费用获得了部分医疗保险的认可。

法定医疗保险公司承保的范围主要针对西医疗法，对于针灸治疗的医疗报销只针对有保险资格的诊所医生（患者购买了私人养老保险），而私人医生（指没有获取保险公司资格承认的医生）则一律拒付。

有关于德国医疗保险对临床应用中医药的支付情况，简要介绍如下。

（1）中药的保险支付。

中草药只有很少数的保险能报销，比如少部分政府雇员的补贴医疗保险，可以报销在德国药店购买的中草药费用。

（2）针灸的保险支付。

从2006年起，针刺治疗慢性腰痛和膝痛的医疗费可以从公立医疗保险里报销，但是仍然还是有很多的限制：① 必须在和保险公司签订合同的注册医师的诊所或医院里治疗才可报销。注册医师开的私人性质的医院或诊所，等同于传统医生诊所，公立医疗保险对针灸是不给予报销的。② 只有针刺才可能报销，艾灸和中草药不报销。③ 只有膝痛和腰痛这两种疼痛疾病才给报销。④ 每年只报销10次针刺治疗的费用，每次费用

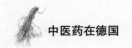

约36欧元。但是也有最新资料显示，德国最大的国家保险公司大众医疗保险公司的下萨克森州分区决定今后每年只准报销6次针刺费用。

如今，很多私人医疗保险公司也承保针灸疗法的治疗费，但私人医疗保险公司对于针灸的治病范围有明确规定，针刺治疗要在政府卫生部门认可的医疗点施行。在德国，对于部分高收入人群来说，他们所购买的私人保险，或者是在参加公立医疗保险之外自己额外购买的附加医疗保险，以及国家给公务员（如教师、政府职员等）设立的补贴医疗保险，其针灸治疗的费用大部分可以报销（艾灸除外）。只有极少数的中草药能在保险公司报销，如少部分政府雇员的补贴医疗保险。

（3）推拿（火罐）的保险支付。

中医的推拿按摩至今没有列在医疗保险报销的名录里，但是拔罐疗法是个例外，因为这种疗法不仅见于传统中医学中，作为一种古老的治疗手段，拔罐疗法在东欧一些国家历史上也是常用的，因此在德国社会中认可程度比较高，大部分的私人保险、附加医疗保险，以及补贴医疗保险都能够报销拔罐疗法的费用，仅仅极少数医疗保险公司（如欧洲专利局为员工买的私人保险）不报销拔罐治疗费用。

除了上述几种情况，这里有必要提及一家特殊的医疗机构，那就是魁茨汀中医院。说它特殊，是因为在这家医院进行中医治疗可以在医疗保险公司报销几乎所有的中医药治疗费用，包括针灸、草药、气功、推拿等。了解魁茨汀中医院的发展历程，也许我们就可以发现这家医疗机构为何能够如此特殊。

　　1991年，德国巴伐利亚州魁茨汀市的安东·施道丁格先生在北京亲身感受了中医药的神奇疗效后，克服重重困难和阻力，与北京中医药大学附属东直门医院合作，建立了德国第一所中医院——魁茨汀中医院。医院建立之初，北京中医药大学的专家们经过研究和论证，将疼痛性疾病作为主要突破口，建立中医药的诊疗规范，依靠中医药内服、外用相结合，针灸、推拿等多方法结合，不断提高疗效，临床主症的总有效率可以达75.8%，中药的使用率达100%。疗效的保证，导致需求量的不断增加。同时，在临床的基础上，医院进一步开展中医的教学、科研工作，通过系统的培训，在医院内部培养了一大批西医学习中医的人才队伍，并且通过严格的临床试验验证中医药的疗效。2008年，该院获得了世界中医药学会颁发的"中医药国际贡献奖"，2010年，医院被医疗管理部门和保险公司批准成立"心理精神疾病治疗中心"，进一步扩大了中医药服务范围，这一年医院挂牌成为北京中医药大学德国魁茨汀医院。2011年，医院与世界中医药学会联合会合作，成功举办第一届中欧中医药合作与发展论坛。在2017年6月举办的第五届论坛上，由德国、奥地利、瑞士等主要德语区国家多个大型医师学会和中医、针灸学会同仁、汉学家等共同努力制定完成的《中医基本名词术语中德对照国际标准》，为德语区中医标准化填补了空白，为今后中医药更好地传播和发展奠定了基础。20多年来，医院也参与了多项中医药领域的科研工作，如德国科技部赞助的关于现代自然疗法治疗头痛的研究及关于肥胖、代谢综合征等病症的防治等项目的研究。其中"中药指

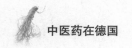

纹图谱"的研究结果，有望成为欧洲标准。

目前魁茨汀医院来自北京中医药大学的医务人员包括内科、针灸、推拿、气功等科目医生，以及药师、护士等。除中医团队外，根据保险和治疗的需要，还配备有西医医生、心理医生、治疗师、营养师、理疗师和翻译员。医院现有80张病床，年收治病人1 000余例次。中国医生的主要任务是负责住院病人的中医诊疗和出院病人的门诊复诊。

德国巴伐利亚州议会议长在医院成立20周年庆典上称赞魁茨汀中医院是"一个在西方现代医学条件和观念下设法将中国传统医学发扬光大的示范性实验项目"。

魁茨汀医院开院已近30年，目前仍然是欧洲地区唯一一所保险公司付费、收治住院病人的中医院。魁茨汀中医院的成功，不是由某一个因素决定的。医院从成立之初，就在文化认同、认识观念、经济、保险付费、住院时间、治疗需求，尤其是临床疗效方面下工夫，最终获得了成功，其借鉴作用是显而易见的。

从总体上来说，尽管目前德国的医疗保险公司在中医药治疗费用报销上仍存在各种各样的限制，在德国的针灸医师和治疗师每年都须参加一定学时的继续教育培训，学时不满保险公司也会不予以报销，但是，允许部分机构的中医药费用纳入医疗保险，这在西方国家是极为罕见的。

第三章

德国与中医药

第一节　德国中医药发展简况

德国是中医药传入较早的西方国家之一，早在300年前，德国民众就开始接触中医药，其中针灸是最早为德国民众认识和逐渐接受的中医疗法。以针灸为先导，中医药在德国经过多年的传播和发展，逐渐发展壮大。特别是中国改革开放以来，进一步推动了中医药在德国的认同和发展。总体来说，德国中医药的发展大致可分为以下三个主要阶段。

一、德国中医药的萌芽阶段

中医药是中国古人智慧的结晶，其作为传统医学的不可或缺的组成部分，在中国存在了2 500多年的时间，传入欧洲也已有几百年的历史，最初被称为"中国医学"。早期，欧洲对"中国医学"的认识和了解主要来自前往中国传教的欧洲传教士（比如耶稣会的传教士）的传播和英国东印度公司在中国、印度等东亚地区进行对外贸易时有关中医药的一些文字记载。此外中医药还被出国行医的日本医生带入欧洲。16世纪末17世纪初，因周围国家（法国、奥地利等）的宣扬，德国人对中医药开始有了初步的了解，如针灸、草药等。

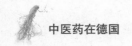

　　欧洲早期的医学书籍中记载了有关中国针灸的名称，其中荷兰医生德邦特（Jacob de Bondt）将其翻译成"针刺疗法"（Nadeltherapie）。1658年，热带医学的先驱者——荷兰医生威廉·比索（Wilhelm Piso）撰写的《自然和医学研究》一书出版，首次将中国针灸介绍到欧洲，书中有关东方医学的"东方历史与医学"的章节中，记录了德邦特医生在中国、印度巴达维亚（即印度尼西亚首都雅加达）及日本医生在针灸方面的一些经历。1671年，欧洲一位传教士在他的著作中介绍了在我国广州接触和学习的中医理论和诊断方法。艾草是在欧洲较早被认知的传统中药材，其英语翻译"moxa"一词来源于日语，第一次记载于1675年由荷兰牧师布绍夫（Busscholf）撰写的一本关于艾灸治疗痛风和关节炎的书中。1654年，布绍夫通过申请荷兰东印度公司的职务前往巴达维亚工作，后来被派往中国台湾进行传教。但是由于他患有痛风病，无法适应台湾当地湿热的气候，于1657年又重返巴达维亚工作。在巴达维亚，痛风病一直困扰着他，后来通过当地医生介绍使用艾灸介入治疗，他的足痛风病症得到缓解。他从自己的切身经历出发，编写并发行了有关灸术的专业著作——《痛风论文集》。该专著受到了当时德国自然研究院的医生们的关注，于1677年翻译出版了德文版，引起德国民众对艾草药用价值的关注，并在德国收集当地的艾草资源，以寻找当地具有等同药效的代用品。在此基础上，吉尔弗西斯（Geilfusius）编著了《灸术》。17世纪70年代，该书在马尔堡出版。17世纪80年代初，哥荷马的《运用中国针灸诊治痛风》在汉堡出版，又进一步介绍了中医针灸，把灸法视为治疗痛风最安全有效的自然疗法。上述涉及针灸的内容虽然还不够全面，显得零碎，缺乏系统性和完整性，且并未在德国临床上得到广泛应用，却为德国引进中医药奠定了前期基础。

1682年，在荷兰东印度公司任职的德国医生安德烈·克雷耶（Andreas Cleyer）把中国《脉诀》一书翻译成拉丁文介绍给欧洲各国民众。同年，他根据欧洲传教士掌握的有关中医药的材料，收集整理并参考引用了波兰传教士卜弥格（Michel Boym）的拉丁文著作《中国植物志》的相关部分，编著了《中国医法列举》。在该书中，有较为详细的中国针灸的理论体系、操作手法和疗效的介绍，同时还介绍了中医理论和一些本草相关的知识。18世纪初，在德国人甘弗撰写的《海外珍闻录》、德国外科医生赫斯特撰写的《外科学》中均论及针灸疗法，并且《外科学》一书在欧洲有6个不同语言的版本，重印多达20次。以上著作中有关针灸的内容对于针灸医术的传播和发扬起到了积极作用，有力地推动了针灸医术在欧洲各个国家的普及。

有关"针灸"的西文翻译"acupuncture"，据文献记载是采用荷兰医生瑞尼的译法。1683年，瑞尼医生在英国皇家学会资助下，在伦敦、海牙和莱比锡分别出版了拉丁文著作《论关节炎》，被公认为中医药进入欧洲的标志性著作。这本著作受到了荷兰医生德邦特的影响，用一节约十几页的篇幅对中国针刺疗法进行了详细论述，第一次将"针灸"翻译为西文"acupuncture"并沿用到今天。瑞尼也读过荷兰牧师布绍夫有

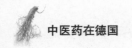

关中药艾草的著作，他将自己两年来在关岛有关中医药的经历和见闻写入《论关节炎》一书，在布绍夫之后又对艾草的应用进行了较为详尽地描述，书中还附有他在日本看到的"打针法"针灸器的图样，也包括他从日本邮寄回去的四幅针灸穴位图，其中两幅是中国原版真迹，另外两幅是日本人临摹绘制的图，并对应配上了详细的文字描述，介绍了穴位图中的十四经脉的名称、含义和分布，不过图中的人体结构加入了西方解剖学内容，如在绘图中加入了肌肉与骨骼等元素，这是西方第一幅经络穴位图，有人推测其原参考的原图可能是在日本被多次翻印的《铜人腧穴针灸图经》。该图经的作者是我国北宋医官王惟一。

天主教耶稣宣教师邓玉函（Johann Schreck），16世纪70年代出生于德国南部边境城市，17世纪30年代在中国首都北京离开人世。他在中国介绍西方医学的同时，也将集聚中国古人智慧结晶的中医学带向欧洲。邓玉函对中医特别是药用植物有着深入的调查和研究，在医学、植物学以及天文学方面都有着很高的专业水平。他还是猞猁科学院第七位院士，该荣誉是当时授予有卓越造诣的一流科学家的最高殊荣。邓玉函于17世纪10年代末期跨越山河湖海前往亚洲，在中国及周边邻国等多地进行动植物和矿物资源的调查和标本的收集，并进行古气候学和特色风俗人情等方面的调查和研究。同时他将考察中的所见所闻精心整理，编著了西方人研究中国博物学的开篇佳作《印度植物世界》一书，该书分为上下两部，内有相当一部分关于中国药用植物的介绍。书中是这样描述中医药的：

"对于中药和中国医生，我大概可以这么说，几乎所有的中药都需要煎熬，这些中药是晒干的全草或剁碎的根，矿物药使用较少。中医生是经验主义者，事先对病因毫无所知，但他们非常擅长切脉。在把脉时，什么也不问病人，而是讲述与看病毫不相干的事情，似乎在读一本书，如同吉卜赛人看手相一样。我不明白其中的道理，但知道中医生把脉相分成几段，离大拇指最近的一段治疗头部疾病，第二段治疗心病，即从脉搏推断出相应部位的疾病，这里人人是医生，因此医术不被重视。"邓玉函对中国针灸是这样描述的："中国人不用烙铁，而是用苦艾灸皮肤。针灸师傅将一枚枚长针深深扎入皮肤穴位，并在穴位处不断的转动。据我所知，针灸能驱湿治瘀，治疗效果很显著，但这一切只是我途中所闻，但未曾亲眼见过。"这些形象的文字描述使得西方对于传统中药和针灸有了更进一步的了解和领会。另外，荷兰人乔治（E. R. George）将16世纪末期金陵胡承龙刻印本的《本草纲目》带入德国，使其成为柏林国立图书馆的稀世珍宝，进一步引发了德国人对中药的研究兴趣。

以上书籍资料中有关中医药概况的叙述，尽管不够全面和成熟，但在推动欧洲民众更加了解中医药知识方面具有必不可少的过渡作用，让西方世界对中医有了初步的认识。当然，在当时欧洲国家对中医药也形成了截然不同的认识，一方面他们相信和认同针灸的临床效果；另一方面许多医生、学者、哲学家并没有理解中医理论体系的博大精深，对中医理论漠不关心，认为东方医学体系是原始落后的知识系统，与复杂的思

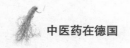

想体系相去甚远，甚至有些人批评、诋毁中医药学，阻碍中医药在西方世界的发展。

二、德国中医药的初创阶段

中医药在德国的第二发展阶段为19世纪到20世纪中叶，即中医药在德国的初创阶段。这一阶段，德国民众对中医药的认识逐步深入，一些中医针灸诊所在德国陆续建立。当然，德国中医药的发展很大程度上受其他邻近欧洲国家的影响。这些国家中法国是最早接受针灸的欧洲国家之一，较为重视针灸研究。1816年，法国医生伯里奥兹用自制的金属针直接刺入痛区治疗疼痛症，但并没有按照中医的穴位、归经进行针灸治疗。19世纪初，这些所谓的"痛点治疗"多以用针多、留针久为特点，完全背离了中医针灸理论。1823年，法国医生伯恩斯坦（Bernstein）、劳赫梅尔（Lohmayer）等人均著文论述针灸治疗疾病。1840年后，法国人对针灸的热潮逐渐扩大到德国。第二次世界大战后，德国人再次通过法国人接触并了解中医，中医药在德国有了新的发展。

19世纪，随着各国之间经济贸易、文化交流的深入，用西文撰写的介绍中国法医学、炼丹术，以及本草学的著述陆续出版，进一步推动了中医药的传播。炼丹术是我国自战国就产生的一种传统中药制药方法，用以将药物加热升华，9—10世纪传入阿拉伯，12世纪传入欧洲。19世纪初，克拉普罗特（Klaproth）——分析化学的奠基人——引用我国唐代炼丹家马和撰写的专著《平龙论》，在俄国彼得堡科学院的学术会议上做了关于中国古代化学知识的报告，该报告第二年以法文刊登于《彼得堡科学院院刊》。1871年，俄国植物学家贝勒（Bretschneider）在《中国植物学著作的学问和价值》（中文节译本为《中国植物学文献评论》）一书中对我国清代植物学家、矿物学家吴其濬的《植物名实图考》评价甚高，认为其最精确者可以鉴定植物的科或属。同一时期的另一位重要人物是基督教礼贤会宣教师花之安（Ernst Faber）。他也是一位著名的植物学家、汉学家，在华工作长达35年，期间还协助贝勒编写《中国植物学》一书，并编写了《中国经典中的植物学》部分内容，客观地向欧洲各国介绍了中国植物的种类和特征，从而使西方社会对中国药用植物有了初步的认识和了解。

随着西方世界对中医药认识的不断深入，在德国涌现出许多积极宣传和实践中医药的热心人士，如德国医学史家、汉学家许宝德，既精通医术又精通中文，他最早把中医引入到德国大学课堂，为中医药在德国的传播做出了突出贡献。许宝德出生于德国魏玛，于1907年在德国耶拿大学获得医学博士，1912年在德国莱比锡获得哲学博士。他精通哲学和多种语言，如中文、土耳其语、波斯语和阿拉伯语等。1921年至1925年间，他前往日本，供职于九州岛的熊本大学，任医学和德语教师，同时在法国传教士开办的麻风病医院工作。在日本期间，他阅读了大量中医、西医相关的医学书籍，包括中医学和医学史方面的书籍。1925年，许宝德从日本回到德国，同年11月

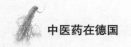

前往我国湖南益阳，在一家挪威传教士医院做医生。1927年，由于中国时局混乱，许宝德被召回德国。1930年他再次来到中国，在青岛开设了私人诊所，做传教士医生。1953年由于历史的原因，他返回德国，同年，已经72岁高龄的许宝德在德国柏林开设了一家私人综合诊所，除了引入顺势疗法外，还在诊所使用针刺和艾灸进行疾病治疗。1953年底，他被授予柏林自由大学的名誉教授，在该校开设了顺势疗法和东亚医学史等课程，带领学生阅读有关中医和佛学的中文文献。许宝德关于中医的著作与译作丰富，撰著的《中华医学》在20世纪前期的德国甚至西方各国出版物中拥有话语权。此著作首次采用西文系统介绍中医发展史及中医学，阐述了其从古代至20世纪20年代的变化历程。此外，他还将《濒湖脉学》《难经》等传统中医古籍系统而完整地翻译成西方语言，首次在世界医学的视角下，对中国医学进行了较为全面地介绍和评论。他查阅的内容十分广泛，从《黄帝内经》到近现代的著书资料，甚至西方早期的中国医学著作均有涉猎。1957年，在1913年出版的《论汉藏蒙药学知识》一书基础上，许宝德出版了中华本草著作《番汉药名》的译本，该书图文并茂，内容丰富，堪称海外众多本草译著中的经典之作。1964年他自费翻译出版了我国282年成书的《针灸甲乙经》(又称《黄帝甲乙经》)，成为他在世的最后一部作品。许宝德从20世纪初期开始便与中国医学结缘，直至20世纪60年代离开人世，期间为中医经典作品的传播、中医药的教学，以及为争取中国医学及针灸在西方世界的话语权等奉献了诸多心血，其毕生献身于东方医学在德国的传播，在整个欧洲地区产生了非常久远的影响。

20世纪30年代，为保护和发展世界各地的传统医学，德国建立了"非正统医学体系"，即西方医学体系以外的全球各地的传统医学、民间特色疗法等，包括中医（如中药、针灸、推拿、气功等）、芳香疗法、心理疗法、印度医学等来自世界各地的多种不同类型的传统医学技术体系。通过围绕这些曾被西方医学界认为是"不科学"，被传统医生归为"自然疗法"的传统医学开展了多种教育培训活动，比如建立了将针灸作为固定课程的学校，开展了传统医学学生的培训项目等。

三、德国中医药的发展阶段

20世纪50年代至今为中医药在德国的发展阶段。首先是有关中医的经典著作和教材的翻译、著述工作有了更多的推进，这一时期，中医著作翻译出版多达数十种，针灸与中华传统医学相关刊物的创办，专门针对德国人教学使用的各类中医书物的出版等都颇有建树。但是由于译者的中文水平参差不齐，以及经过不同语种的多次转译，译作质量普遍不高，谬误之处常见。在这个阶段的早期，德国民众概念里的针灸就是中医，而对中医基础理论、中药方剂学等中医相关的知识，以及中药汤剂、推拿按摩、气功等综合疗法的了解和应用都很少。直到1950年左右，德国传播中医理论的先驱——波恩大学博士巴赫曼（Bachmann）率先在德国介绍和传播中医诊断学和

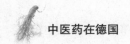

中医基础理论，让德国民众对中医理论系统和针灸以外的各种疗法有了初步认识和了解。

1970年后西方国家出现了"针灸热"的潮流。中国传统医药学与针灸诊疗技术在德国社会也受到越来越多新奇目光的注视，并且书本市场上有不少相关书籍的售卖。伴随着"中医热"在德国的逐渐兴起，德国中医药教育事业也很快发展起来，先后涌现出很多假期班、业余班，以及由现代西医医学院校开设的有关中医药的专业或学科，如在大学的医学课程体系中开设针灸课等。但是总体的教育水平还是比较低，如教授的中医相关内容都比较片面、零散，缺乏完整规范的中医教育体系。另外，在此期间众多学生被派遣到中国研习中国传统医药学。德国针灸协会等一些组织均开展各类教学项目的活动，如针灸培训和教育对接等。

尽管在此期间德国还缺乏以中医或针灸命名的正规教育院校，总体办学层次不高，教育水平有限，更无完整规范的中医教育教学体系，但是德国的中医药教学水平已然具有持续前进的发展势态。德国社会各大新旧媒体对针灸诊疗技术、药用植物、中医营养学等涉及中国传统医学的新闻屡见不鲜，不仅圣诞市场可见到印有太极图的挂包销售，连锁有机食品超市也可见五行茶的销售，这些传播形式进一步加深了德国民众对中医药的认识，激发了人们对中医药的兴趣，越来越多的人进入中医药培训机构了解和学习中医药。客观来说，这些丰富多样的中医药传播方式，整体推动了中医药教育在德国的发展。

第二节　中医药在德国的发展现状

在德国只有注册医师、传统医生和心理治疗师可以从事医疗工作。其中注册医师和传统医生可以从事中医药治疗，心理治疗师以及其他群体如理疗师、按摩师不能从事创伤性治疗（如针刺、放血疗法等），更没有处方权，只能从事按摩、足浴、拔罐、耳穴贴敷疗法等，不属于医疗活动。因此，目前在德国能够合法从事中医药活动的只有注册医师和传统医生。

总体来说，中医药在德国的发展有一定的规模，具有相当数量的中医医疗机构、医生和稳定的治疗量。部分医疗机构开设了中医的门诊及中西医结合的研究所，将中医学作为替代和补充医学的治疗手段。20世纪90年代有学者曾在德国做过一项调查，结果显示：在德国70.4%的病人表示愿意接受针灸治疗，34%的病人已有针灸体验，73.1%的人认为针灸具有发展潜力。近20年来，针灸除了在痛症之外，还在骨科、妇产科、运动医学方面都有了较大发展，尤其是妇产科，助产士开始学习如何用针灸的方法减轻产妇的疼痛。总之，在中德友好交流新时代的背景下，中医在德国的市场开始慢慢扩大。

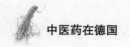

一、中医药的从业人员概况

在德国，除了西医，其他医学都不能视为常规医学或正规医学，而命名为非常规医学、传统医学、替代医学、自然医学或补充医学。

在德国从事中医行业的人员主要包括三个部分。

（1）德国的注册医生。指在大学里接受过系统现代医学的系统学习和临床实践，基本上都有博士学位，并通过国家组织的数次医疗考核，合格后颁发行医许可的医生。从事针灸的注册医师从2000年起必须向国家保险公司提供相关证书，即拥有相当于140小时针灸基础课程培训的针灸水平，同时每年必须参加至少25小时的针灸进修，保险公司才会为其患者报销针刺治疗费用。2003年召开的第106届德国医师代表大会将针灸培训纳入合法医师进修条例，并规定了针灸进修的具体要求，从法律上确定了针灸的合法性。注册医生获得医学针灸师证书之后才被允许进行针灸治疗，而中药处方权往往无须特别资格考核。他们可以自己开设诊所，在自己的诊所内多以西医方法诊治病人，同时可以开展部分针灸及中医中药的治疗以追求更好的临床疗效，这部分医生所占比例目前有增多趋势。此外他们也会聘任中国针灸师在诊所从事针灸治疗活动。

（2）传统医生。1939年2月17日德国通过了传统医生法律，传统医生指的是从事非常规医学（非西医）的人，即未经国家考核但持有开业执照的行医者。一般不需要大学的毕业文凭，仅经法定考试就可获得开业执照。报考人员不需要医科专业文凭，只要年满25岁，由医生出具健康证明、市政府出具无犯罪记录，就可以报考。而考试也不需要国家统一考试，仅由地方卫生部门聘请西医主考。因此，传统医生的医学专业素质参差不齐，成员复杂，没有处方权，所用药品费用和其他治疗费用常常被保险公司拒付，因为不属于法律意义上的"医疗行为"因而不受法律保护。他们可以使用针灸及顺势疗法等非西医方法为病人治疗疾病，这部分人占中医队伍的大多数。

（3）中国针灸师。这个人群比较复杂，在德国的中国针灸师中，只有部分拥有专科背景，其中相当一部分只在中国接受过短期的培训，因此水平参差不齐。在国内经过系统中医院校教育的年轻中医或者是中医专家，他们到达德国后，如果要从事中医药工作，就必须去参加传统医生的考试，获得传统医生资格，然后从事针灸工作。如果没有获得传统医生资格，则只能向劳工局申请许可，在德国医师的监护下进行针刺等创伤性治疗；而在传统医生诊所任职则只能从事非创伤性治疗，即不能从事针刺等治疗。也有些华人开设中医按摩店，但是店里不能从事针灸和中草药治疗，也不被认可为医疗活动。

虽然在德国从事中医行业的医务人员有很多，但真正的中医医生却极少。在德国的中医医生一般不被允许自己行医，而德国的西医医生只需进修学习80～300个课时的中医课程就可以算是中医医生了。其中一般的医务人员经过3个月的针灸学习班学习并通过考核，就可在诊所开展针灸及拔火罐的治疗，所以德国的针灸师数量特别多。

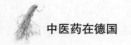

目前针灸已经在欧美许多国家合法化。德国针灸医生进行临床疾病诊断有两种方法。其中一部分的医生引入我国中医辨证的方法，在中医基础理论指导下进行疾病的诊治，注重中医的阴阳、虚实、表里、寒热等八纲辨证，应用中医的脏腑理论、卫气营血、经络及六经辨证等理论。而另一部分医生则用西医诊断，中医进行治疗。这些医生在明确病情诊断之后，像背诵中医方剂一样，只是在治疗中机械地针对什么病用什么穴位，虽针刺主穴选用得当，但因对中医传统理论理解不深，不会辨证地加减，因此常忽视了对于辅穴的调整，且在临床疾病的治疗中，针灸医师一般采用针刺为主，辅助有电针、神灯、梅花针及火罐等，偶有或仅有个别的医师采用艾灸方法。绝大多数的德国患者不喜欢艾灸浓浓的烟味，因此灸法在德国患者中不太受欢迎，在临床中若必须使用灸法治疗，医生则要提前告知患者，征得患者同意之后才可以进行。

二、对中医药理论和机理的探讨

德国的部分学者在学习和了解中医理论之后，往往将中医归类为一种朴素的医学哲学，认为中医理论具有"整体观"的特点，并通过运用类比、演绎等方法将人体生命现象视为一个与外部世界紧密联系的整体。中医所强调的阴阳平衡，与地理气候、饮食习惯、风俗民情、生活方式等都相互关联，密不可分，并以此指导临床实践、养生祛病。

目前，中医药在德国蓬勃发展，各地相继开设了多家的中医医院、中医交流中心、中医协会等，多个大学开设中医系，社会上的中医讲座及中医进修班更是不计其数，现今几十所中医学校已在德国建立。与此同时，应广大读者的需求，德文的中医书籍、杂志和网页等也迅速增加。如2018年6月8日，由中国中医药管理局认可的国家级海外中医药中心——中国-德国中医药中心在汉诺威医科大学康复中心正式成立。

随着中医药在德国地位的日益提高，各类中医药学术组织在德国如雨后春笋般出现，目前已达48个，在欧洲国家中居第二位。同时德国对中医药及针灸的研究日益重视，对中医药的研究方向，主要集中在中药有效成分、工业化生产、复方药理的阐明等方面；而对针灸的研究方向主要集中于针刺镇痛和调整作用等方面。

三、有关中医药的法律法规

德国没有专门针对中医、中药的法律法规，对于中药的有关管理和规定，统一体现在1978年颁布的《德意志联邦共和国药品法》中，中药如同其他的植物药一样，接受相关的管理。

2003年，德国召开了第106届医师代表大会，会上讨论了针灸的相关规定，从法律上承认了针灸的合法性，将针灸培训纳入合法医师进修的条例，并明确了针灸进修的具体要求。德国相关从业人员只有获得了医学针灸师证书，才被法律允许进行相关的针灸治疗。

在德国能够从事针灸疗法的从业人员，包括注册医师和

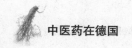

传统医生。注册医师除外，其余人员必须通过传统医生行医资格考试，即自然医学考试，取得中医行医资格证书后才可从事公开的相关中医治疗，但这部分人员没有处方权。

自2000年起在德国从事针灸的注册医生，必须向国家保险公司提供相关材料，国家保险公司才为其患者报销针刺治疗的相关费用。要求材料包括提供相当于140小时针灸基础课程培训，以及至少25小时/年的针灸进修时间的相关证书。

目前德国的政策法规和保险制度已向中医药有所倾斜。2002—2006年德国开展了GERAC（German Acupuncture Trials）大型临床试验（第四章将对此次试验及其结果进行相关介绍），2006年经过数据分析研究，确认了针灸治疗慢性腰痛、膝关节疼痛疗效优于传统的止痛药加理疗的效果，所以从2007年1月1日起，德国社会医疗保险开始为这两个病种付费。在2007年之前，德国的很多保险公司拒绝对针灸及中医药提供相关服务，后来伴随着针灸在德国地位的上升，又经过多方的争取，保险公司才认可部分疾病的针灸治疗，并同意承担医保费用，但中医药的合法化还没有取得实质性进展。

其中德国最大的医疗保险公司大众医疗保险公司，在对中医的治疗费用中的规定："传统中医是由以下五个方面所组成：针灸、草药、推拿、食疗及太极/气功。由于到目前为止，用科学方法对中国传统医疗检测并没有发现有疗效或有明显疗效，相反，在一些情况下还出现不良反应，故本保险公司不承担任何接受中医医疗的费用。但对慢性膝关节病和腰痛病的针灸治疗例外。"在德国的各大医疗保险公司网页上面这种类似的规定都有登载。

四、德国植物药与中药

德国是有着悠久植物药生产、使用和消费传统的欧洲国家，其有关应用植物药治疗疾病和保健的记载最早出现于西罗马帝国后期的公元460年，首部《药用植物志》出版于公元1086年，首部植物药典于公元1513年颁布。我国中草药著作传入德国已有200多年历史，18世纪荷兰人乔治把金陵版《本草纲目》带到德国，收藏于柏林国立图书馆，后柏林国立图书馆又陆续收藏了明万历三十一年（1603年）江西版的《本草纲目》、明代官修本草彩色图集《本草品汇精要》清抄本等本草名著。根据1749年法文版《中华帝国全志》翻译的德文本共四卷，第三卷为中医专辑，记载了包括《脉经》《脉诀》《神农本草经》《本草纲目》《名医别录》和《医药汇录》的部分内容，收录中药如阿胶、五倍子、人参、三七、冬虫夏草等，还介绍了一些中医方剂。

19世纪，从进口中国的茶叶和肉桂、当归等中药材开始，德国的植物药市场规模逐渐扩大。1976年，德国明确将草药列为药材。1978年，德国卫生部组建了一个由医生、药剂师、药理学专家、毒理学专家及药企代表组成的独立行政卫生机构，称为"E委员会"。该委员会通过主动接收植物药申请资料、独立检查德国运用的各种草药及其制剂的方法，收集了大批植物药临床个案报告及有关的专著和研究数据。1984年，

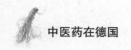

德国药用植物达600余种，E委员会从1928年建立至1998年已编撰出版了380篇草药专论。

目前，德国每年进口大量植物和动物药材，进一步研制深加工，成药后内销或出口。根据世界卫生组织发布的数据，全球植物药市场规模在2008年就已接近400亿美元，欧盟占40%，德国是产销和使用植物药最多的欧盟国家。

德国是植物药生产大国，在生产和研究方面明显领先于世界，是全世界植物药上市品种最多的国家之一。据统计和报道，20世纪90年代，德国的药用植物种类已达900多种，生产植物药品在2万种以上，占市售药品品种的1/7，占欧洲草药市场的70%以上，处方多为单一的天然植物药提取物，或为3～4味植物药的简单复方。德国开发最成功的植物药制品是银杏制剂，申请和掌握了银杏提取物的所有相关专利，在国际市场上有很强的竞争力。德国有百余家植物药厂，舒瓦贝是德国最古老的制药公司，有100多年的历史，也是当今生产植物药的主要厂家之一。马道斯公司是德国第二大草药制造商，也是以生产天然成分产品为主的公司。纳特曼公司于20世纪40年代成立，主要产品是银杏制剂、倾泻剂、大蒜制剂等，此外较大的公司还有利希特沃尔、沙佩尔、布吕默化学药公司及克洛斯特劳弗等知名植物药企业。

在欧洲，植物药可分为三类：第一类为处方药，包括植物药针剂；第二类为非处方植物药，即在药房里销售的，不一定要处方的制剂；第三类为保健制剂，可在保健食品商店买到，经过长期应用没有出现有害作用而被认为是安全的，无须通过任何临床试验研究。德国对植物药的管理一向严格，由于中药材品种丰富，用途各异，因此进入德国的中药材被区分为处方药、非处方药及植物药，会受到不同的监管。植物药占德国药房所有药物销售的30%，处方植物药（含半处方药）大约占17%，而非处方的植物药占13%。

　　德国实行植物药注册管理制度，植物药的注册如同一般的化学合成药物一样，对药物的安全性、疗效、质量都有相关的要求，亦被纳入处方药与非处方药物的范畴，管制相当严格，并纳入法定医疗保险和进出口管理办法。

　　1976年德国发布了TM/CAM国家政策及其相关的法规，但没有独立的管理部门。德国于1978年成立了TM/CAM国家专家委员会，并且制定出植物药规章——《德意志联邦共和国药品法》，监督指导植物药的应用。《药品法》中明确规定，应用草药药物的法规要求与应用其他药物的法规完全相同，植物、植物的某些部位及其制剂，无论是否进行过加工还是处于生药状态，只要用于治疗、缓解或预防疾病、身体不适、机体损伤、各种症状，或者能影响机体本能、状态、功能或精神健康，均称为药物。而按照药物的标准向德国出口中药产品，必须提交如药物物理、化学和微生物检验、分析报告，药理及毒理检验报告，临床应用的有关文件，产地许可证等证明文件，以及德国专家鉴定书等，程序多，耗资大，因此中药作为药物出口德国难度很大。

　　截至目前，我国仅有成都地奥心血康胶囊、天士力的丹参胶囊、香雪制药的板蓝根颗粒在欧洲获得批准。《欧盟传统植

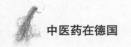

物药（草药）注册程序指令》规定，若能够提供30年以上的药用历史，其中包括在欧盟地区至少15年的使用历史的，可通过简易注册程序以药品身份正式登陆欧盟市场，上述使用历史限制了不少企业的申报。如果在欧盟内使用不足15年，而药品的质量、安全性和疗效满足简易申请注册的所有其他要求，可向草药药品委员会（Committee for Herbal Medicinal Products, HMPC）提交申请，以通过植物药专论的形式获得支持，其安全性和植物药的使用历史可在整个欧盟被认可和确认。

植物药制剂如果用于非医疗目的，即如果一种草药品在制作后加以包装并投放市场出售给顾客，就必须获得德国联邦卫生局签发的市场销售许可。而为应付某种特殊病情给个别患者所制作的非药典规定药物，则不需要得到市场销售许可。此外，按照药店中常用处方（一天内的外销不超过100包）制作的药品也不需要市场销售许可，但仅限于在该药店中出售，而且《药品法》还规定该药店必须遵循生产药品的基本步骤制作药品。

而一些特殊的草药，德国药品管理机构——联邦药物和医疗用品管理局则作出明确的规定，如对含蒽类化合物泻药，限制其适应证和应用，并规定包装应与其治疗应用相适应。这一规定于1996年11月1日起生效。这类泻药中包含的传统中药有山扁豆属（番泻叶及果实）、大黄属（大黄根）和芦荟属等，其生药、生药配制品及提取物都包括在内。规定这类药只能短期用于便秘，而不能再作他用，如助消化、所谓净血、减轻体重等，连续服用不得超过2周。规定的其他禁忌证还有妊娠、哺乳期，10岁以下儿童等也限制使用。

德国与草药管理有关的主要机构：① 联邦卫生局，负责对药物的质量、安全和功效进行正式鉴定，上市的医药都必须在联邦卫生局注册。② 复查委员会，复查决定是以对质量、安全和功效的要求为基础的，有15个不同的复查委员会负责对大众所熟悉的药物进行评价。其中E委员会即草药药物专家委员会，与天然药物有关。③ 植物药剂协会，是草药制造商为帮助草药药物专家委员会工作而成立的。

德国的中药研究及其研究结果也是颇具特色的。如对人参的研究，不讲究人参性温、大补元气，抑或西洋参性寒、益气养阴等内容，更强调人参含有促蛋白合成因子等物质的良好作用，并且认为人参科植物（包括三七）全草均含有效成分，故不应丢弃人参芦头、外皮和地上部分（花、叶、茎）。银杏叶、山楂叶之"两叶制剂"相关药品极多，一支黄花、苦楝皮、红豆杉（紫杉醇）中可提取抗癌成分，生姜在一定程度上可抑制癌细胞生长，丁香的提取物丁香酚和异丁香酚对艾滋病有较好效果等。这些植物药的研究成果，对推动中药的应用、提高对中药的认识都具有一定的正面影响。

中草药在德国广受欢迎，德国草药的使用量占到欧洲草药市场的70%，是欧盟中使用最多的国家。目前在德国，中药材及中药提取物的出口正成数倍甚至数十倍的增加。但目前德国市场上中药的分布较杂乱，像肉桂、豆蔻及芸香等通常在调料市场上出售，而菊花、玫瑰花、月季及芍药等则隶属于花店，葛根、莲子、红小豆、大枣及薏苡仁等又常作为食品被卖

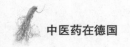

出，只有人参、当归、枸杞子、川芎及红花等中药才能在药店里买到。因此，德国没有重要的中药材大市场，中药饮片直接从中国进口就显得很困难，中药材必须通过欧洲共同体才能进入德国。因此，中成药一般是被随行携带或者从其他的渠道购进，并不是直接来源于中国出口。但伴随着德国中医药行业的发展，有部分西药房开始销售有进口许可证的传统中药，但是由于德国中药的品种及数量非常有限，因此价格比较高。

五、展望及问题

随着中国在国际上的影响力不断扩大，中国传统文化也随之传播。传统中医在这种有益的大环境下，也会不断地被越来越多的人认识和接受，因为传统中医的疗效是客观事实，疗效才是真正让人信服和接受的基础。基于临床疗效的传统中医，在世界范围内发展是可以期待的前景，但在这个发展的过程中，有许多问题需要积极面对和努力去解决。

传统的中医针灸以其博大精深的哲理及医理是很受德国医生敬仰的，又因其富于临床时效的操作技艺让越来越多的德国病人对针灸产生了浓厚的兴趣，尤其是对一些西药基本无效的慢性病、疼痛性疾病，传统针灸给他们提供了全新的临床治疗体验。但目前仍有一部分德国医生对中国的针灸尚存疑虑，而普通的德国百姓中亦有许多类似观点，后文提到的一项大型临床试验的某些结果也会让人对针灸的使用存在一些疑虑。

相比较针灸，传统中医中药的接受度更低，中药的处方只能由注册医生开出，而这些开中医处方的注册医生，只是经过简单的中医理论学习，他们不可能像国内的中医专家一样，充分应用传统中医的理论进行临证处方的，因此，中药的临床疗效在这样的中医的临床实践中，是很难体现其优势的。不仅如此，由于德国对中药的态度，就如他们对其他植物药的态度一样，要求非常高，一方面对提高使用中药的安全性是非常有意义的，但是另一方面也极大地影响了中药的使用。"聚毒药以共医事"，如同西药一样，中药固然具有毒性，但是在中医理论的指导下应用中药，其毒性就如西药在西医理论的指导下使用一样，可以降低到可以接受、可以控制的程度，而不能因为具有毒性就被禁用。

　　要解决这些问题，不断提高传统中医中药、针灸在德国的接受程度，不断推广应用，值得关注的有以下几个方面：① 文化的传播。毫无疑问，传统中医理论是受中国传统文化深深影响的，如果没有很好地理解中国传统文化，真正接受中医的理论几乎是不可能的。因此，从国家的层面上讲，文件的传播直接影响到中医的传播和推广应用。② 语言的问题。目前在德国的中国针灸师良莠不齐，有语言背景的，大多没有受过系统的中医理论和实践教育；而专业的中医专家又很少有较好的语言背景，因此当这些人在德国从事中医相关工作时，基本上不太可能取得传统医生执照，而取得这个执照的人员，大多专业不够扎实。对于一些国内的针灸医师来说，尽管是在注册医师的诊所里工作，但是提高德语水平，把握文化心理差异，同样是提高针灸疗效的关键一环。③ 本土化的中

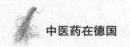

医教育。目前，开展真正的、系统的中医理论教育在德国还是有一定的难度，针灸的教育基本上成为中医教育的代名词。但德国的针灸教育尚未规范化，存在不少弊端，如师资培养不够完善，忽视理论知识教育，把针灸单纯看成是一种技能等。也就是说，针灸仅仅被当成一种纯粹的治疗方法，而忽视了其理论支撑。因此，培养一批具有德国语言背景的专家，或者培训德国本土的专业中医人士，对提高德国的中医教育水平是非常重要的，这是彻底解决德国中医教育困境的最有效的办法。④ 不断提高中药的生产质量，提高中医的临床疗效。这是最终决定中医在海外存亡的最主要因素。在西方国家还未能真正接受中国传统文化、中医文化的大环境下，临床疗效便成为促使西方社会接受中医的最基本因素。⑤ 加强中德两国的中医交流，尤其是加强中国的中医与德国的西医的交流。通过科研、文化交流等手段，让德国的西医真正了解中医，因为通过他们来传播中医，可以起到事半功倍的效果。尤其是对一些已经开展了中医业务的注册医生，加强与他们的交流合作，可以直接大幅度提高德国的中医理论和实践水平，推动中医的发展。目前亟须做的是尽快研究如何配合德国的西医界和医科大学，快速培养一批高级针灸教育人员，把针灸这个桥头堡立好，进一步推动整体中医的临床和实践教育。

第四章

中医药科研

第一节 概　述

近30多年来，德国开展了不同规模的针灸研究。据资料显示，20世纪80年代，德国关于针灸的研究主要是在神经物理的角度，90年代则着重在针刺的临床基础研究。进入21世纪，针灸在德国的影响不断增大，为了验证针灸临床的有效性及其他相关的问题，德国进行了几个大型的临床试验。如有不少机构对痛症（主要以头痛、关节痛、腰痛为主）、戒毒、节段性肠炎、过敏性鼻炎、针刺助产等做了疗效研究。研究证明，不少病人针刺后均有疗效，特别是在痛症上，针刺疗效显然比安慰疗法好。

德国医生沃尔夫冈（Wolfgang）在2002年发表过一篇关于针刺可以提高试管婴儿受孕率的文章，引起西方医学界巨大的反响，翻开针灸科研的新篇章。

2000年10月，德国医生联邦委员会决定建立GERAC研究系统观察针刺疗效，对针刺疗效做出评估。2001年，6所大学联合多家保险公司、500名针灸医生、100名科研工作者，对3 500痛症患者进行针刺临床研究，并于2006年公开发表研究成果。整个研究计划包括一项关于针灸副作用的观察研究和四个随机对照试验（RCT）研究，分析针灸在治疗腰痛、膝关

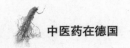

节骨性关节炎、预防偏头痛和紧张型头痛方面的效果。该试验被认为是在针灸领域最大的临床研究之一。该研究项目在2年内对7 300家诊所里所治疗的50万患者进行针刺疗效研究，且该研究只针对头痛、腰痛和关节痛进行观察。资料主要来源于患者的主诉和医生诊疗报告。GERAC研究先后分3部分进行：① 研究针刺的副作用；② 研究针刺疗效，比较针刺穴位和穴位的疗效显示；③ 研究针刺与药物、物理、心理疗法的疗效区别。到2001年10月为止已有4万患者参与研究，平均年龄59岁，被7 309名医生针刺治疗过，90%的患者显效。其中51%的患者仅针4次即有效。

由德国社会医疗保险公司支持、德国政府有关部门提出，德国柏林夏洛蒂医科大学医学中心社会医学、流行病学和健康经济研究所的科学研究者主持展开了一个针灸临床方面的研究，对针灸疗法的效果进行了为期3年的调查，共有超过25万患者和约1万名开业医生参与其中。有关临床调查表明，针灸对花粉热、头痛和慢性颈痛等病证有着安全、长期的疗效。2004年有官方公布的数据显示，大概有90%的过敏症、82%的哮喘、85%的关节痛和85%的痛经患者表示，针灸不仅在接受诊疗的6个月有效果，而且这种效果可以保持到6个月之上。该研究机构还进行了如下研究：① 乳癌患者化疗时采用针刺治疗提高生存质量；② 中风患者针刺后引起的大脑脑电活动度的变化；③ 针灸治疗过敏性鼻炎、月经病。

这一系列的针灸临床验证性试验，不仅对针灸在德国的发展产生重大的影响，而且对整个针灸领域的临床研究都会产生一定的影响。由于这些临床试验完全是基于现代临床医疗研究的科学设计，在疗效方面有助于提高针灸临床应用的权威性，起到了极大的宣传作用，这对推广针灸在德国的临床应用，以及未来针灸治疗费用的医保支付等，都会产生正面的影响。但是，我们也要看到这些研究中的另外一些研究结论，比如"现在从这个研究结果来看，针刺的部位不是很重要，学习针灸不是很重要"这样的论断，如果我们对此不能进行有理有据的解释，就有可能对将来针灸的临床应用带来负面影响，甚至会对传统针灸学产生这样的影响：不存在针灸学，不存在经络和腧穴，而仅仅只有针刺！这些研究在我国引起了极大的轰动，对于这样的研究结论，专家们提出了中肯的意见，如在试验设计中关于针刺深度问题，在传统针灸学中，针刺的深度是与疾病的病理相关的，深刺、浅刺的选择是基于病理，而非单纯深刺或浅刺；又如关于假针刺组的设计问题，非穴选择的问题，这些直接影响研究结果的设计，如果不能认真对待，就会可能导致完全相反的试验结果。在这些试验设计中，体现中医特色的辨证施治也未能得到体现，这些因素都会影响试验结果。当然，完全接受中医的思想，对西方以科学为基础的西医体系来讲，是一个非常缓慢的过程。但在一个西方国家，能够对针灸进行如此规模的大型研究，本身就说明了传统针灸已经在西方的医疗体系中产生了巨大的影响，已经到了非得认真面对的态势。

　　由于德国没有专门的中医研究机构，有关中医的科研基本上都是在西医的医疗机构中完成，所以产生一些不利影响的原因是多层次的。国内的中医科研机构、科研人员加强与国际的

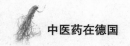
合作，积极参与到国际上一些重大、重要的中医研究项目中，是非常重要的一种解决方案。近些年由于中医的国际化，中医的影响逐渐加深，开始出现了一些小型的中医研究机构，如2010年6月，哈斯纽克医疗保险公司与汉堡市汉堡大学附属的艾本多夫医院合作，在艾本多夫医院建立了一个中医药研究中心，开展科研、教学及医疗一体化的服务，该研究中心由中德医生共同进行中医药基础与临床研究，并开展对医生与学生的中医药培训。后文将就德国对中医开展的大型研究作一些简单介绍。

第二节　针灸的临床疗效研究

在德国兴起的针灸研究中，以临床研究为主，最有名的两次大型的针灸试验都是关于针刺对疼痛性疾病的疗效观察，由于观察的临床病例数较多，时间较长，因此，其科研成果对德国的针灸临床应用起着较大的影响，有些甚至影响到了保险公司的政策，即影响了针灸进入医疗保险的进度和范围。

一、针刺治疗慢性腰痛

2001年，德国柏林夏洛蒂医科大学医学中心社会医学、流行病学和健康经济研究所的克劳迪亚·M. 维持（Claudia M. Witt）教授开展了一项随机对照加非随机对照的针刺临床试验，由德国社会医疗保险基金资助。该研究旨在观察针刺对慢性腰痛的临床效果，并研究了针刺治疗慢性腰背痛的有效性和成本，同时评估了针刺对随机和非随机对照患者疗效的差异。11 630例德国慢性腰痛患者被分配到针刺组或无针刺对照组，未同意随机分组的患者被纳入非随机对照组，除了研究性治疗之外，所有患者都被允许接受常规医疗护理。结果发现，非随机对照患者在基线时症状更严重，但是与随机化患者相似，他们的腰背功能都有得到改善。每"质量调整生命年"（Quality-adjusted life years，QALYs）的"增量成本—效益比"为10 526欧元。针刺加常规护理显著改善了这些患者的临床疗效，并且具有相对的成本效益。另外，该试验也证实了针刺对慢性腰痛的安全性。

这是一项非常有意思的临床研究，由于有保险公司的参与，因此，其研究目的非常明确，即了解临床使用针刺治疗的成本效益。试验结果达到了研究的预期目标，针刺治疗慢性腰痛不仅具有较好的临床疗效，而且具有相对的成本效益，其临床应用的安全性也得到了印证。

二、针刺治疗颈部疼痛

维特教授开展的另外一项大型临床试验是关于针刺治疗颈部疼痛的，研究目的是比较针刺治疗慢性颈部疼痛接受常规

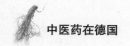

护理与单纯接受日常护理的有效性，在德国的一般患者中进行了随机对照多中心和非随机化试验。14 161例（平均年龄50.9±13.1岁，女性占68%）慢性颈痛患者（持续时间＞6个月），随机分为1 880例针刺治疗组、1 886例对照组、10 395例非随机针刺组，针刺组患者在3个月内接受了15次针刺治疗，不同意随机分组的患者接受针刺治疗。除了研究治疗之外，所有受试者都被允许接受常规的医疗护理。3个月后，所有患者接受颈部疼痛和残疾评估（惠勒的NPAD量表）。患者颈部疼痛和残疾均得到显著改善，治疗效果实质上维持了6个月。非随机对照组患者基线时症状较严重，颈部疼痛和残疾改善情况明显高于随机对照组。针刺（常规护理）治疗慢性颈痛患者常规护理与单纯日常护理治疗相比，改善了颈部疼痛和残疾状况。

针刺对颈部疼痛的疗效，不仅在治疗的过程中有效，而且该试验证实了针刺治疗颈部疼痛的疗效可以延续至针后的6个月。非随机分组的疗效更佳，提示了临床上患者的依从性可以显著影响临床疗效，也应了中医那句话："不信医者不治。"这不仅仅是一个简单的心理性的问题。

三、针刺治疗原发性头痛

杰纳（Jena）教授的研究则是关于针刺治疗原发性头痛（头痛时间>12个月，发作次数：两次或更多次头痛/月）。其目的是针对原发性头痛患者常规护理联合针刺治疗与单独针刺治疗患者疗效比较，以及针刺的效果是否随机和非随机。在这项随机对照试验和非随机队列研究中，治疗组患者在3个月内最多接受15次针刺治疗，对照组在前3个月内不接受针刺治疗。不同意随机化的患者立即接受针刺治疗，除了研究性治疗之外，所有受试者都被允许进行常规医疗。头痛的时间、头痛的强度和健康相关生活质量（SF-36）在基线和治疗3个月和6个月后使用标准化问卷进行评估。15 056例头痛患者参与了本试验，治疗3个月时，针刺组的头痛天数下降明显优于对照组，治疗效果成功维持6个月。非随机患者的结局变化与随机患者相似。与日常护理相比，针刺加常规护理与头痛患者相比具有明显的临床疗效。

该试验不仅提示针刺对原发性头痛的疗效，对生活质量的有效提高，也证实了针刺治疗效果的长期性和稳定性。

四、针刺提高试管婴儿受孕率

该研究由德国乌尔姆的劳里岑—基督教学院生殖医学系的沃尔夫冈博士主持，原中国武汉同济医科大学（2000年与华中理工大学、武汉城市建设学院合并为华中科技大学）同济医院中医科张明敏博士参与该试验。研究目的旨在评价针刺对辅助生殖治疗（ART）妊娠率的影响。研究共招募了160名接受体外受精（$N=101$）或卵胞浆内单精子注射（$N=59$）治疗的健康妇女，患者年龄在21岁至43岁之间，不孕不育的原因相同，具有良好胚胎质量，160例患者随机分为针刺胚胎移植组

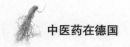

（N=80）和无针胚胎移植组（N=80）。根据中医的原则选择放松子宫的穴位，因为研究表明针刺能够影响自主神经系统，这样的治疗可以优化子宫内膜容受性。试验结果显示，针刺组妊娠率明显高于对照组。该试验表明针灸可以作为一种提高术后妊娠率的有效工具。

目前，针刺提高试管婴儿受孕率的临床应用及研究已经成为国际上针灸临床应用的热点，由于试管婴儿的成功率较低，应用其他方法提高受孕率的研究成为该领域的重要课题。近些年，西方国家在应用针刺提高试管婴儿受孕率方面的应用与研究似乎走在我国之前，这种现状也影响了我国针灸领域的发展，针刺提高试管婴儿受孕率临床应用与研究在国内也逐渐开展，不过目前这类研究都集中在应用研究上，机理方面的探讨相对较少。

第三节　针灸临床应用相关因素的研究

一、针刺临床疗效的影响因素研究

维特教授还开展了一项非常有意思的试验，即在观察针刺临床疗效的同时，研究针刺医生在针刺领域的训练和经验对慢性疼痛患者疗效的影响。这项试验的对象包括因慢性下腰痛、头痛、膝盖骨关节炎或髋关节疼痛及颈部疼痛而就诊的患者，他们被纳入4项多中心随机对照研究，所有患者均接受常规护理，针刺组患者接受额外的针刺治疗（平均10次）。数据以SF-36躯体疼痛量表基线的3个月变化为主要结果，并对给予9 990例患者实施治疗的2 781名医生所得临床疗效进行了分析。结果发现只有一种与医生有关的因素对结果产生显著影响，即医生的专业方向，如内科医生表现较好，骨科医生比一般的医生差，而医生的训练时间和经验时间对针刺效果没有任何影响。因此，医生方面的因素如训练对针刺疗效影响不大，试验的结果提示正规的训练因素对针刺临床疗效影响有限。同时，其他的技能诸如与手法有关的是比较难以衡量的，但是可能在其中会发挥更重要的作用，应予以考虑。

与此同时，患者的特征是否也会对针刺治疗的效果产生影响？该研究继续观察了患者的因素对针刺临床疗效的影响。试验同样在德国进行，患有慢性腰痛、头痛、颈部疼痛或由于膝关节或髋关节骨性关节炎引起的疼痛的患者被纳入4项多中心随机对照研究，所有患者均接受日常护理；随机分配到针刺组的患者接受额外的针刺治疗。试验分析了9 990例患者，观察的患者因素有年龄、性别、教育程度、病程、基线疼痛及一些伴随疾病。试验结果表明，针刺组疗效明显改善，扩大针刺疗效的主要因素（即作为效应改良剂）有：① 女性；② 居住在多人家庭；③ 其他治疗在研究前失败；④ 前针刺经验。

这是一个非常有意义的试验，我国极少进行类似的试验，其试验结果对针刺取效的机理研究具有相当的启迪性价值。传统的针灸理论认为，与针灸的临床疗效相关的主要因素有准确的辨证、正确的取穴以及较好的针刺手法。另外，针刺过程中，针灸医生的针下感觉和患者在针刺过程中的配合程度（如依从性等）都会影响临床疗效。这些针灸的传统理论在我国的针灸传统教学的过程中已经深入学生的脑海。因此，学生深信不疑，学术界也很少对此展开相关的研究。而对于这些国外的同行来说，与针灸相关的任何因素，对他们来讲都是新生事物，因此，每一个环节都能激起他们的研究兴趣。该项研究的结果表明，医生的针刺都是有效的，但是效果与经验似乎无关，并且只有一种与医生有关的因素对结果产生显著影响。他们观察到内科医生的表现要好于其他科的医生，骨科医生的表现最差，只是研究者并没有对此展开深入的分析。如果进一步分析，我们也许可以这样认为，内科医生从事针刺，相对于其他医生来讲，"守神"的概念可能要强些，这是传统针灸非常强调的一点，是否因此而影响了临床疗效，值得进一步探讨。而试验的另外一个结果，则十分有意义，即患者的个体特征（与疾病本身无关）影响针刺的效果。在前文提到的四个因素中，如女性、多人家庭、其他疗法无效、针前经验，都是能够影响患者接受针灸治疗的重要因素，这也就是传统针灸强调的医患之间的接受程度会影响临床疗效，即所谓"不信医者不治"。又如《灵枢·九针十二原》所提及的：："小针之要，易陈而难入。粗守形，上守神。神乎神，客在门，未睹其疾，恶见其原，刺之微，在速迟，粗守关，上守机。"

德国医生的这个研究，实际上是在提醒国内的针灸科研工作者，在针灸国际化的过程中，我们不太重视的一些看似平淡、自然而然的基础性内容，有必要在现代临床科研的环境中，得到客观证据的支持，这不仅有利于提高国际上对传统中医的认可，更有利其传播。

二、关于针刺临床的应用与成本关系的研究

针刺越来越多地用于慢性疼痛患者，但缺乏关于这种治疗策略的成本效益关系的证据。夏洛蒂医科大学医学中心社会医学、流行病学和健康经济研究所对此开展了一系列的研究。

维利希（Willich）教授（与维特教授属于同一研究小组）开展的一项研究，其目的是评估与单纯接受常规护理的患者相比，慢性颈部疼痛患者的额外针刺治疗的成本和成本效益。该研究进行了一项针对患有慢性颈痛（发病时间＞6个月）的患者（年龄>18岁）的随机对照试验，在基线和3个月后分别使用完整的社会健康保险基金和标准化问卷，分别评估了资源使用和健康相关的生活质量（SF-36），纳入研究的有3 451名颈部疼痛患者。主要结果参数是3个月研究期间的直接和间接成本差异，以及"增量成本—效益化"。在该研究进行的3个月里，针刺治疗成本与日常护理相比显著增加。治疗费用增加主要在于针刺费用。每个"质量调整生命年"获得的"增量成本—效益化"为12 469欧元，并在额外的灵敏度分析中证明是十分显著的。由于使用健康保险数据库，因此不包括医疗费用在内的私人医疗费用。根据国际成本效益阈值，针刺治疗慢性

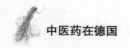

颈部疼痛的成本是有价值的。

维特教授以痛经患者为研究对象，探讨针刺在痛经患者中的临床疗效和成本效益。649名女性，随机分组的有201人，同意随机化的患者被分配到一个针刺组，并立即接受针刺治疗3个月，对照组在3个月后接受延迟针刺治疗。患者年龄在初期和绝经之间，原发性痛经从开始月经初潮或继发性痛经（≥12个月）与经期痉挛疼痛。每个病人最多接受15次针刺治疗。为了评估针刺在整个医疗实践中的有效性，由医生的决定针的数量和使用的穴位。只有针（一次性次针和手动刺激）是允许的，其他形式的针刺治疗如激光针刺是不允许的。在所有3个治疗组中，患者都可以根据需要使用任何额外的常规治疗方法。患者在基线期、3个月、6个月后完成标准化问卷，问卷内容包括社会人口学特征。主要的结果参数是在最后一次月经前的平均疼痛强度，根据数值从0到10（0被描述为无疼痛，10为最大疼痛）进行评估。3个月后，针刺组的平均疼痛强度较对照组降低。针刺组生活质量较好，成本较高（每个"质量调整生命年"的全部"增量成本—效益化"为3 011欧元）。拒绝被随机化的患者纳入第三组，直接接受针刺治疗3个月。与常规护理相比，针刺治疗对慢性痛经患者疼痛强度的降低作用和对生活质量的改善作用都明显高于接受常规护理的患者。同意随机化的患者，针刺后的治疗结果与那些拒绝随机化的患者相似。针刺治疗的效果与患者好的生活质量，以及更高的成本有关（成本的增加主要是由于针刺的费用，在研究期间没有得到其他保健成分的补偿）。该研究的另一个重要发现是，在

3个月的治疗结束后立即看到的改善至少持续了3个月。因此，该研究小组认为，如果作为健康保险体系的一部分，针刺对女性有益。针刺治疗虽然造成了额外的费用，但考虑到治疗效果的大小，这是非常有成本效益的。

　　一系列的研究表明，针刺对于一些慢性疾病如慢性颈部疾病、痛经等具有一定的临床价值，尽管针刺治疗方法的纳入提高了患者的临床支出，但这种支出相对于其所取得的临床疗效来说，是非常具有价值的。经过研究获得的相关结果与客观依据对提高西方国家对针灸临床应用的接受程度极具价值。类似的研究在我国并没有相关的报道，应该引起国内科研工作者的重视。

三、关于假针刺的研究

　　这项研究展开的背景是：针对腰痛的治疗，在德国和国际上，指导方针不推荐任何一种治疗方法。临床上许多治疗方法都被应用，包括行为改变、非甾体类抗炎药物、理疗、随机对照试验等，但未能证明这些方法中哪些是更有效的减轻疼痛和改善功能的方法。针刺作为一种替代治疗在临床中得到大量应用。然而，针刺治疗腰痛的价值仍然存在争议。由Cochrane回顾性研究得出结论，针刺可以作为其他疗法的辅助手段，而且在当时也没有任何研究直接将针刺与基于指南的常规疗法相比较。

　　基于此，德国巴伐利亚州雷根斯堡大学矫形外科的哈克

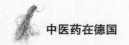

（Haake）教授主持了一项大型临床研究，这是一项在德国进行的患者和观察者双盲、多中心、平行、随机对照试验，是迄今为止，开展的规模最大和设计最为严格的临床试验，以研究针刺对慢性腰痛的临床疗效（与假针灸、基于指南的常规治疗进行对比）为例。参与本次试验的医生为不同专科的医生，至少经过140小时的针刺训练，其中55%接受基本训练（平均213小时），45%进行高级训练（平均376小时），并且参与这项研究的医生已经有针刺实践（2～36年）。所有医生都需要参加一个为期一天的培训会议，培训中特别强调针刺方法与研究设计，试验过程中，每个患者由同一个医师（针灸师）负责，试验结果由独立电话面试官进行评估。

　　1 162例年龄在18～86岁、慢性腰痛病史平均8年的患者，被随机分为针刺组、假针刺组和基于指南的常规治疗组。针刺组患者根据中医原则（包括舌象）进行选穴，针刺要求得气，每人进行10次30分钟的治疗，一般每周2次；假针刺组进行由非针刺点的表面针刺；常规治疗组即常规治疗、药物、物理治疗和运动的组合。疗效的评判是6个月后的疗效。在随访期间未经盲法或使用了不允许使用的疗法的患者都被视为无症状的改善。试验结果表明，针刺治疗后腰痛症状改善至少6个月，无论是针刺组还是假针刺组的有效性几乎都是常规治疗的2倍，真针刺与假针刺获得类似的临床疗效［另一位学者布林克豪斯（Brinkhaus）的试验也获得了同样的临床研究结论］。

　　该试验第一次证实了针刺治疗无论从主要的还是次要的

作用方面都优于常规的治疗方法，相对于常规护理组来讲，还可以减少药物的使用。试验者在分析中提出一系列的问题：① 尽管迄今为止所有的随机试验和Meta分析都没有显示针灸治疗腰痛的明显优势，如曼海姆（Manheimer）通过类似的试验得出的结论是针灸可能比无效的控制措施更有效，能提供慢性腰痛的短期缓解。但这项研究却显示了针灸治疗腰痛具有明显的优势。② 对假针刺和真针刺的对照研究迫使研究人员质疑针刺的基本作用机制，即针刺究竟是如何起效的。假针刺与真针刺比较的目的是区分生理性（特异性的）与心理性（非特异性的）针刺效应。在这两种形式的针刺的非特异性效应中，患者对针刺的期望与对常规医学的负面期望、更密切的医生接触，以及侵入性技术（针刺）的经验有关。由于患者无法区分针刺的两种形式，两种形式实验结果之间的任何差异都必须归因于具体的治疗效果。然而，这两种形式在主要结果上没有差别。这不能仅仅通过假设存在额外的、以前未知的穴位或区域来解释，因为在假针疗法中，针的插入非常浅，没有诱发得气。③ 中医的穴位是否是真的有必要重点学习的内容？

　　基于此次研究的试验结果，试验者进一步提出如下假设：① 针刺效应根本就没有特异性；② 针刺的特异性非常小，由非特异性效应所掩盖；③ 存在针刺效应的特异性，但其本质如症状的改善不依赖于穴位和针刺深度的选择，仍然属于未知的。对此，试验者提出的可能解释是这两种形式的针刺治疗的优越性暗示了一种共同的潜在机制，它可能全面作用于

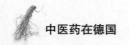

疼痛的产生、疼痛信号的传递、中枢神经系统疼痛信号的处理等方面，比常规疗法的作用机制强。其机制可能是由安慰剂和非特异性因素共同形成的一种安慰剂效应。

毫无疑问，这个试验的学术价值远远大于它的实验结果，由于参与临床研究的病例较多，实验设计极为合理和科学，因此其得出的试验结果必然会引起针灸领域的重视。但是对于本次试验中涉及的假针灸及其结论部分，笔者还有些许看法：① 关于假针刺的问题。什么是假针刺？按照现行的说法，与上述研究者的处理相似，非经非穴区进行浅表的刺激为假针刺。这就涉及对传统中医经络腧穴的认识问题，非经非穴的部位，确实不属于所谓传统的十四经经穴，或者说避开了传统的经外奇穴。但是，传统的经络学说中，有十二正经、十五络脉、十二经别、奇经八脉、十二经筋和十二皮部。其中十二皮部就包括了全身皮肤，所以只要在皮肤上刺激，都属于传统针刺的范畴，只不过是针刺的方法不同而已。因此，研究者不能从假针刺组获得与针刺组同样的疗效就得出结论，认为针刺只是安慰剂的作用。研究者后来的也分析认为，针刺的效果不能仅仅归因于安慰剂效应，因为没有理由相信传统疗法的作用机制仅仅是安慰剂效应的结果，也没有一项随机试验可以解释这种意想不到的成功。因为针刺的效果在日常工作条件下，3个月和6个月后的成功率是相同的。② 关于刺法的问题。在该实验中，假针刺组的刺法设计如下：由非针刺点的表面针刺（避开所有已知穴位和经络，进针深度为 $1\sim 3$ mm，要求为无刺激感）。其实这种操作方式，还是没有离开传统针刺的范畴，在《黄帝内经》中就有关于此类刺激法的名称，如"半刺""浮刺""毛刺"，现代中国的针刺手法中的皮刺、腹针等都属于此类操作方法，针刺的操作部位就是在皮肤的浅层。因此，这种刺法仍属于传统针刺。③ 关于阿是穴的问题。阿是穴的存在其实说明，传统中医很早就意识到人体的穴位是个不定的概念。笼统来说，在某种特殊条件下，人体任何部位都可以成为穴位。因此，假针灸的非经非穴部位并不能说明非穴位的问题。④ 关于针刺深度与疗效的关系。《素问·刺要论》曰："病有浮沉，刺有浅深，各至其理，无过其道。"深刺、浅刺的区别是针对不同的病情，而不是真针刺与假针刺的区别。研究者在讨论部分也提出了一个很好的问题：假针刺的有效性和无伤害的研究结果提示，有必要开展对针刺深度与疗效之间关系的研究。这样的研究对探讨针刺的原理和经络在针刺临床中的价值都是非常有意义的。

最后，需要指出的是，在西方国家主导的大多数临床试验中，参与针刺操作者大多数不是专业的中医针灸医生，而是经过一段时间培训和实践过的西医医生，且均为不同专业的西医医生，他们经过一段时间的针刺临床实践，便被招纳进相关的临床试验中，成为临床针灸试验的针刺操作者。他们一般只强调针灸实践的小时数，而不强调针灸理论学习的质量。这与我们国内的针灸医生经过长时间的中医理论学习和临床实践是有一定差别的。中医针灸临床讲究"上守神"，没有专业的理论学习，临床上针刺操作要做到"守神"的层次，是有一定困难的。

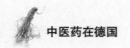

因此，不要轻言假针灸的相关试验对传统针刺、经络的理论和实践的否定。这样的推论，需要进行多中心、大样本的临床随机试验才能得出客观的结论。

第四节　关于中医"证"的研究

一般很少有西方国家是从有关"证"的方面开展中医研究，大多数西医进行中医研究都集中在临床应用方面。而德国在这方面走得比较超前，将中医的辨证分型与西医的疾病分类有机结合，如下文提到的关于头痛的中医辨证分型，便将偏头痛和紧张性头痛分别根据其特点进行中医的辨证分型，提示这两种头痛的证型是不一样的，这说明中医的辨证分型与西医的疾病分类，具有一定的关联性。因为传统中医长于辨证，弱于辨病，因此，这种思维和研究模式，对现代中医的辨证与辨病相结合、中西医结合，提供了一种新的思路和模式，其研究内容、方法和思路值得我们借鉴。因为针刺治疗头痛的临床应用在西方接受较为广泛。因此，为了探索国际头痛学会（International Headache Society，IHS）诊断标准与中医诊断原发性头痛的关系，有研究者对针刺治疗偏头痛、紧张型头痛的临床数据（前瞻性、控制性、盲法）进行了二次分析，得出的临床结论值得参考。

本次分析的数据来自一项前瞻性对照研究，共有 1 042 例头痛患者，其中紧张性头痛 409 例，偏头痛 633 例。根据国际头痛学会的诊断标准，这是该项目研究者第一次试图描述关于紧张性头痛和偏头痛的中医证型，以及中医如何区别紧张性头痛和偏头痛。

该研究的数据表明，在头痛的中医诊断中，医生将 75% 的头痛患者分为两种类型和四种证型，两种类型为紧张性头痛和偏头痛，四种证型为肝气郁结、肝阳上亢伴有脾气虚、肝火上炎和肝阳上亢。典型的紧张性头痛病人主要是肝气郁结和/或肝阳上亢伴有脾气虚，头痛都偏于一侧；紧张性头痛经常影响的区域是太阳穴区，即足太阳膀胱经—手太阳小肠经（BI–SI）经络区；偏头痛的特点更偏于肝火上炎、肝阳上亢，而痰在紧张性头痛更为常见，虚证（肝血不足，肾阴虚、肾阳虚）在紧张性头痛中也是比较常见的。

研究者还指出，有一些结果虽然在试验中没有显著性意义，但对中医的头痛辨证具有很大意义，即肝气郁结在紧张性头痛中出现频繁，紧张性头痛的区域主要在阳明经（前额），偏头痛的区域则是少阳经（侧头部）。而脾虚证在这两种头痛中都常见，厥阴区痛则两者都少见。这项研究的结果也许可以用来提示科学文献中一些与原发性头痛疾病有关的尚未解决的问题。例如学术界积极探索多年的问题：偏头痛和紧张性头痛是两个独立的病因，还是相同病因连续的两个点？事实上已有研究表明，偏头痛和紧张性头痛的病因不是独立的。因此，研究者提出，偏头痛与紧张性头痛可能与中医的某两种不同的

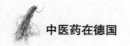

证型相关，通过中医的辨证分析，可以有利于区别偏头痛与紧张性头痛。

这个实验的目的非常明确，就是想通过一类疾病，找到中、西医临床诊断的结合点，不仅有利于疾病的中医临床辨证分型，而且通过中医的理论及诊断结果，对进一步探讨西医对某些疾病的关系及诊断也极有意义。这个临床试验的意义不仅仅在于说明偏头痛和紧张性头痛的关系，通过这个试验，也找到了中、西医互补的一个契机、一个触发点。这种中西医结合的临床试验，对现代医学的发展具有积极意义。中医、西医两种不同的医学模式，可以在某些方面找到互通的地方，毕竟两者的研究对象都是人体生命现象。这种互通的结果，对探索生命现象和病理的奥秘极富启发性意义。

第五节　穴位探测及电针仪研发

德国是较早开展穴位电特性研究的国家之一，而将电针治疗与穴位探测结合的应用研究，在其他国家至今未见报道。进行此项研究的是德国著名的针灸学家莱因霍尔德·福尔（Reinhold Voll）医生，福尔对经络腧穴、电针仪的研究过程，有点类似日本京都大学生物学教授中谷义雄通过穴位检测发现良导络的实验。通过对经络腧穴的电特性研究，发现了经络腧穴的电学特异性，同时发现了一系列新的穴位。不同的是，福尔的仪器（电针仪）不仅仅有检测作用，而且可以作为治疗设备；福尔不仅仅研究经络腧穴，其研究的范畴还延伸到药物，在药物测试中发现了病人与药物之间有一种类似于谐振的平衡关系。

福尔研发的电针仪称为福尔电针（Electro-Acupuncture according to Voll，EAV），后来也被称为皮肤电测试仪（electro-dermalscrening apparatuses，EDS）或经络测试系统（Meridian Stress Assessment，MSA）。其基本原理是：当一个对人体无害的微弱电流流经穴位时，人体自身的电阻会对此电流做出反应。健康人的自身电阻会阻碍这个电流进入体内，而使指针固定的指示在表盘某一位置。当人体因患某种疾病而变得虚弱时，就不能维持对测量电流的阻力，因而出现指针偏坠现象。偏坠现象的程度则反映出机体的不同病变程度。

福尔在对腧穴的电阻检测中发现，腧穴的电阻是个可变值，且随着脏器的生理活动和病理变化而变化。因此，他开始研究穴位电阻的变化与诊断的关系。经过大量研究，他找到500多个可以用于诊断的穴位，其中大部分与传统的腧穴相同，常用的60个检测点中，有45个是传统的穴位。

中医理论的基础之一，就是以五脏为中心的藏象学说。福尔电针的诊断功能，亦覆盖此项内容，脏腑与头面部结构的对应关系及其测定点（穴位）如下：

肾与膀胱：与额窦对应，测定点为攒竹穴。

肺与大肠：与筛窦相应，测定点为迎香穴。

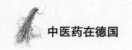

心与小肠：与中、内耳相应，测定点为翳风穴（中耳）与瘈脉穴（内耳）。

脾与胃：与上颌窦相应，测定点为大迎穴。

肝与胆：与蝶窦相应，测定点在迎香与睛明穴之间。

不仅如此，似乎同一脏器不同的部位亦可以检测出来，如右手大肠经的合谷穴代表盲肠，三间穴代表升结肠，二间穴代表大肠肝曲，商阳穴代表横结肠；左手大肠经的合谷穴代表横结肠左侧部，三间穴代表大肠脾曲，二间穴代表大肠降段，商阳穴代表乙状结肠。而在大腿背侧相当于膀胱经的循行部位上，有一系列代表泌尿生殖系统的测定点，如自臀部至腘窝上部有分别代表附睾或输卵管腹口、精索或输卵管壶部、精囊或子宫间质、前列腺侧部或子宫体、前列腺中叶或子宫颈、前列腺窦或子宫阴道部、精阜或阔韧带、尿道球腺或前庭大腺、阴茎或阴道以及尿道前部的11个测定点，足外侧的束骨与京骨两个穴位与这些点也具有相同的作用。

福尔电针的临床使用，亦以大量的临床研究为基础，不仅仅是单纯的穴位上通以电流治疗。大量的研究表明，福尔电针的使用具有以下特点：在穴位上通电后，治疗过程中要不断调整刺激参数，电针参数直接影响临床疗效。如低频适宜于血液、淋巴系统，中频适合中枢和外周自主神经系统，较高频则适合各种器官的治疗。而频率的不断变换与暂停相结合的刺激作用，较固定于某一频率对机体的刺激作用更为有效。1.5～2.0伏的直流电锯齿波可以产生镇静作用（泻法），功率为20～30微瓦；产生兴奋作用（补法）则需要60伏，功率为

60毫瓦。因此使用补法时，在每个刺激脉冲之后，必须要一个暂停期以避免过载。

关于福尔电针的刺激波形设计，其内容极为详细：当用于治疗的脉冲电流在6 Hz以下时，在每一个刺激脉冲之后，均跟随一个暂停期，在1 Hz时，其刺激的持续时间为350毫秒，其暂停期为650毫秒；在3 Hz时，其每个刺激脉冲的持续时间为120毫秒，暂停期为123毫秒；在5 Hz时，其每个刺激脉冲的持续时间为180毫秒，暂停期约为20毫秒；当刺激频率在6～10 Hz之间时，因每个刺激脉冲很短，便没有暂停期。

在福尔之后，受福尔电针的影响，出现了许多的类似仪器，如德国的 BFD 诊疗仪、MORA 诊疗仪、VEGA 测试仪和BICOM 系统，美国的MSAS测试仪、IQS测试仪和Interro测试仪，中国台湾的VGA-82A 穴诊仪、KANG-MED-I系统。近年来我国还有人根据福尔电针的原理开发新的福尔电针仪，如燕山大学的生物医学工程专业就着手开发了"基于PC平台福尔电针诊断仪"。

电针仪作为目前在中医临床上使用最为广泛的治疗设备，应该被引起足够的重视。福尔电针所使用的电流参数内容丰富，临床使用时对电针参数的选择亦相当规范。相比较于我们国内使用的电针仪，相关的研究就简单得多，对电针参数的临床应用也没有十分可靠的临床试验作为依据，电针仪的制作方面，在参数的设置上，也缺乏详尽的指导。尽管目前电针仪已经不再使用直流电，但是使用交流电的电针仪在参数上的研究相对于福尔电针仪来讲，还需要开展更多的基础研究，为临床

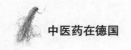

提供可参考的实验依据。当然，在针刺镇痛方面的电针参数研究是较为明确的，已经被广泛应用于临床。

总之，从科研的角度来看，德国可以算是在欧美发达地区走得最远的。尽管目前大型的、具有深远影响的关于中医的科研，都集中在临床应用方面，即疗效验证性，其目的是提高临床疗效，服务于人民健康，以促进中医纳入医疗保险服务，但是，从广度上看，德国的中医研究所涉及的面比较广泛，不仅局限于临床，关于中医的理论、临床操作技术、中医医疗器械等方面均有涉及，如关于中医"证"的研究，这是西方国家极少涉足的中医领域，这方面的研究对于国内的中医研究方法和思路都具有一定启迪。关于针灸临床操作技术对临床疗效的研究，则是西方发达国家很少探讨的内容，尽管研究结果不尽如人意（笔者认为多数与实验的设计方法有关），但至少让科研人员更加深入地了解了中医的内涵，由此西方的"中医"才能真正体会，中医针灸学不仅仅是对经络、腧穴的简单刺激，这种刺激是具有一定的方法的，而且有其理论依据，这对中医理论的传播具有比较深刻的意义。早期德国科研人员关于电针治疗仪及穴位探测的研发和探索思路，非常值得现代中医人重视，目前我国关于电针治疗仪本身的研究，非常缺乏系统性和连续性，将电针治疗仪与经络穴位的电特性结合起来研究的报告，亦是十分稀少，由于"电"的共同特性，两者之间必须存在客观的联系。

尽管目前德国的中医科研都是集中于实用性，但其科研的结果直接促进了针灸的临床应用和医疗保险的接纳，从客观上推动了中医在德国医疗领域中的应用。

　　因此，德国的中医药发展模式是值得推广的，通过正规的、合理的大规模临床验证性的科研，使国民及医疗保险机构充分认识中医药的疗效，在此基础上，中医药的临床应用就顺理成章、水到渠成了。

第五章

德国中医药教育

第一节　德国中医药的教育模式

20世纪80年代，随着中医药广泛地走向世界各地，德国的中医药教育也得以发展起来。德国的中医药教育主要分为大学院校设置中医药课程、建立中医医院与中医学院校、社会力量办学与媒体普及推广等几种模式，通过这些形式多样的教育方式，德国中医界为本土培养了一批针灸师、中医师，活跃于德国各大医院、疗养院、诊所和研究所等中医药应用相关领域。

一、大学院校开设中医药课程

大学院校开设中医药课程是德国中医药教育的主要模式。大学设置有关顺势疗法和东亚医学史的课程始于20世纪50年代，设置中医药的教育课程始于20世纪80年代，不少医科大学首先开设了针灸课，包括时长3～4年的全日制学习、函授教育课程等，并且中德能够开诊所的医疗人士拥有在患者身上针灸的权限。20世纪90年代中期，已经有近40个医学类院校增加了针灸的学习课程，此外还有超过10所学校设立了中医学相关演讲活动，在一些大学的医学课程中，针灸已然成为医

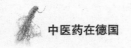

学生的必修或者选修课。进入21世纪后，德国医学会于2003年5月颁发了针灸再教育法律规定。该规定认为针灸属于医学再教育的范畴，并且在教学和资格测试等方面均有相关法则叙述。

柏林大学是最早把中医引入德国医学教育课堂的高校。教授中医课程的老师是汉学家许宝德，他首次将中国的传统医学带入德国高校课堂。许宝德先生于20世纪初在我国同济大学任教，1914年凭借其撰写的论文《中国和藏蒙药物学研究》获得了柏林大学医学史专业授课资格，担任柏林大学医学系医学史讲师。1953年底，他成为柏林自由大学的名誉教授，并教授顺势疗法和东亚医学史的课程，创办针灸与中医读物，撰写专供德国人使用的有关中医的教科书，坚持在德国传播中医药，直到1967年逝世。

德国南部的慕尼黑大学也是较早将中医学课程引入到医学教育体系的大学。该校于1977年首次举办针灸讲座，陆续又设置了有关中医方剂学的教学，出版了《中国古代医学思想史》一书作为教材使用，当时全校约有50名医学院学生选修中医，这种非学历式教育教学形式灵活多端，较适合德国当时的实际情况，在德国的中医药教育中占有重要地位。据统计，1982—1989年，慕尼黑大学共715个传统医学课时设置中，针灸占第一位，为161个小时；而在301个学习班学时中，针灸也是第一位，为166个学时，中医有24个学时。另外，慕尼黑大学依靠基金会的资助还设立了"研究与教授自然疗法"的长期项目，从1982年到1992年间做了大量的有关自然疗法的推广普及工作，如大量举办各种自然疗法的培训班，并将该项目的研究与教学工作纳入全德38个医学系的教学内容中，在推动自然疗法进入法定医疗保险系统方面也做了许多工作。该校中医教学地点在医学史研究所，所里几位中国学家不仅能用中文交流，而且对中国古文十分精通，可翻译中医典籍。其出版发行的《银海精微》是眼科针灸的典范佳作，在德国国内临床中仍在使用，具有很强的实用性。

另外，慕尼黑大学还成立了"慕尼黑模式研究所"，该所的核心宗旨是将"补充医学"（含中医在内）和西医相结合，从事结合医学的研究。其中有许多热心于中医教育事业的人，如享誉各国、在传播和教授中国传统医学方面有着显著贡献的汉学家、医史学家文树德（Paul Ulrich Unschuld）。文树德获得多个领域（哲学、药学等）的博士学位，现为柏林查理特大学医学院中国生命科学理论历史及伦理研究所所长，而在此之前他一直担任德国慕尼黑大学医史研究所所长。

文树德于1943年出生于药师家庭，1969年开始研习中医药学，对中医学有着浓厚的兴趣。1984年成为教授，1986年在慕尼黑大学医史研究所担任所长一职，从事中医药研究工作40余载，精通中医、现代汉语及古汉语，掌握多国语言文字，推崇从文化背景层面理解、研究和应用中医学，注重东西方医学的交叉比较研究。其研究成果及著作大致可归为以下几类：① 大量关于中医药的著作，如《中国的医学伦理》《中医学：药学史》《中医学思想史》《何为医学：东西方治疗之道》。② 与《黄帝内经》相关的一系列经典专业译作，如《黄

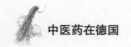

帝内经素问》《黄帝内经素问词典》《黄帝内经素问译注》，以及《被忘却的中国古代医学传统》《难经》等。其中由文树德教授主持的《黄帝内经素问》英译三册丛书，经过多方国际合作，从1988年到2011年历时20余年完成，由美国加利福尼亚大学出版社在2003年、2009年、2011年先后出版。③ 文树德在西方世界中医史的研究中开创了不少个首例。如用西文编写的首本中国本草史、首本中医伦理学史、首本中医思想史等，为中医古籍的翻译研究提供了丰富多元的基础，积极地推动了中医文化在世界各地的传播。

另外，慕尼黑工业大学在多年中医药发展的基础上，如今正式设立了中医研究生课程，并有资格授予中医硕士学位，其设立的中医专业硕士课程是欧洲第一个中医学硕士项目。

二、中医学院校、研究机构、中医医院等概况

1. 中医药院校

在德国，有5所中医学院具有一定规模，分别位于德国的东、西、南、北、中五个地区，即柏林（东）、慕尼黑（南）、科隆附近的伍珀塔尔（西）、汉堡（北）、法兰克福（中），被称为"五行中医学院"，一般学制为3年，学员利用业余时间上课。学院主要设置了中医基础理论、经络学、经穴学、治疗学、中医诊断学、中药学、方剂学、临床各科治疗学等课程。学院主要是非学历教育模式，不授予学员中医学位，经过考核，合格学员可取得传统医生资格，即保健从业资格后，可从

事中医相关的职业。

1991年北京中医药大学与德国巴伐利亚州卫生部门在合办魁茨汀中医院的基础上，共同创办了一所中医学校，学校的招生对象是在德国正规医学院校毕业并取得正式西医医生资格者，至今已举办了多期"西学中"培训班，为德国医生全面认识中医提供了一个很好的机会。该培训班举办的目的是让参训者学习中医基础理论及常见病的辨证论治。另外，该校还举办中医推拿按摩学习班，教授中医推拿、按摩的常用手法及对30多种常见病的治疗方法。此外，还举办西药药剂师学习中药基本知识的培训班。

2003年，慕尼黑工业大学与北京中医药大学为加强在中医药教育和科研领域规范化和标准化方面的合作，首次签订合作协议，商定共同申请国际科研合作项目，并与世界中医药学会联合会共同举办了3届"中欧中医药合作与发展论坛"，致力于将论坛发展成有国际影响力的中医药合作与交流平台。

2004年，在德国克虏伯基金会的资助下，杜伊斯堡-埃森大学建立了以研究传统中医为重点的自然疗法学系，在当时，杜伊斯堡-埃森大学医学系是德国唯一将中医学作为必修课的大学，医学系带头人是既精通西医又在中国学过中医的古斯塔夫·德（Gustavo De）博士。杜伊斯堡-埃森大学自然疗法学系与医学系还联合在德国西部城市埃森建立了一家德国最大规模的中医疗法治疗中心，从事中医临床实践工作。目前，杜伊斯堡-埃森大学中医学系与中国数家中医学院建立了合作关系。

2014年德国迪根道夫科技应用大学与中国国家汉语国际

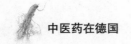

推广领导小组办公室、北京中医药大学达成初步共识，将共同在迪根道夫科技应用大学开设中医孔子学院。中医孔子学院将通过该综合交流平台，全力推动中医药医、教、研、文在德国乃至欧洲全方位的发展，在传播中国文化的同时，开展高层次的中医药教育，培养西方主流医学领域中的中医药人才。

2. 中医药研究所、研究中心

1974年，施诺伦贝格尔（Schnorrenberger）在德国南部小城弗赖堡组建德国中医研究所，这是德国第一家中医研究机构，主要从事传统中医药相关的教学、研究与推广应用工作。

1984年，德国中国传统医学研究院由迪特玛·G. 库莫尔（Dietmar G. Kummer）教授创办成立，并任院长。该院运用学习班、研讨会等多种形式在德国推广中医中药。库莫尔在20世纪70年代开始接触中医专家，神奇的针灸和人参的妙用让他记忆深刻，随后他先后30多次来到中国，前往粤、京、苏、陕、沪、津等各省市的中医药大学、中医院等进行学习、观摩、交流，从而有了一定的中医基础，亲身体会让他意识到只有中国的中医师和学者才能真正全面理解和掌握中医系统理论和综合治疗技法。1977年到广州学习针灸麻醉的经历，奠定了他献身中医药事业的基石。他呼吁德国卫生部门关注中医药，让他们了解并逐渐认可中医药，进而给中医药提供在德国的良好发展环境，并推动在大学里设立传统医学课程，为中、西医学平等发展争取机会。德国中国传统医学研究院规模虽然不大，但当时在德国的影响很大，开业时德国的外长、议会议长、卫生部部长、中国驻德大使等政界要人均发来贺词祝贺，研究院还邀请中国专家前往参加学术交流和专题讲座，并约定今后每年举行一次国际学术交流会。

2011年6月，库莫尔院长亲自来到中国与广西中医学院合办硕士班，培养德国中医人才，学制3年，每年安排学生到广西中医学院学习1～2次，每次为期2周；同时广西中医学院每年2次派2名教授前往德国进行为期1个月左右的教学，学生全部为脱产学习，开设的所有课程均参照我国教育部的相关规定，涵盖中医基础及临床、方剂等多门学科，培养中注重理论联系实际，将中医的理、法、方、药、针融为一体，课程结束后都要进行严格的考试，这样规范的中医硕士班，在德国非常具有代表性。

1999年南京中医药大学与德国奥托伯依伦市达成协议，双方合作成立了"中国医学中心"，每年均会选派2～3名不同科室的教授、医生（中医内科及针灸、推拿科）前往合作中心从事医务工作和开展中医的教学相关工作。后来，因伊勒蒂森市交通更为便利，合作医院搬迁至此，医院也将名字更为德国伊勒河谷中西医结合医院。除常规诊疗外，南京中医药大学的中医药专业人士还不定期在德国进行中医咨询、对当地医生进行中医培训、举办临床专题讲座等。双方还成功开展了中医临床科研项目合作，如一项为期5年的科研课题——临床运用针刺法治疗轻中度高血压研究。该项目证实了针刺法的确具有降低高血压的疗效，美国著名心血管专业杂志《循环》（*Circulation*）也刊载了该课题的研究成果，并受到国内外同行的高度赞赏。目前，尚有围绕中医治疗慢性疲劳综合征的科研

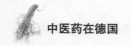

项目正在进行之中。

德国中医院或中医中心的设置大大提高了德国民众对中医药的兴趣和关注度，让他们有机会亲身体验和接受中医的治疗，也使得主动接受中医药医疗及保健服务的参与者明显增多。

3. 中医医院

20世纪90年代初，北京中医药大学与德国施道丁格集团在魁茨汀共同创办了魁茨汀中医院。创建人安东·施道丁格先生在亲眼见证了中医药治疗疾病的独特优势后，通过多方努力与当时的北京中医学院附属东直门医院合作，经巴伐利亚州政府特别批准，在魁茨汀建立了魁茨汀中医院。该院是德国第一家，也是欧洲唯一一家收治住院病人、实现保险支付的中医院，在德国乃至欧洲地区具有很高的知名度。

近年来，魁茨汀中医院病床使用率一直很高，保持在95%以上，一般平均住院时间为25天，中药使用率达到100%。这家医院作为中外合作项目分工明确，中方主要负责提供完整的技术（中医诊疗方面）和专家（医检、制剂和护理方面）的支持，德国合作方施道丁格集团负责医院运营。医院设有门诊部和住院部，主要由来自北京中医药大学的中医药团队为当地患者提供中医、针灸、推拿、气功等方面的医疗服务。

在魁茨汀中医院初成立之际，遇到过不少人不屑，甚至反对的不利局面。但在发展过程中，魁茨汀中医院的中德双方团队凭借着不屈不挠和众志成城的意志，以及遇到问题就解决问题的决心，用中医传统医疗技术使德国平民百姓免受疾病折磨，以其良好的根治效果获得了民众的认可。

经过中德双方20多年的共同努力，魁茨汀中医院在管理、保险支付、中医药治疗等方面建立了较为完善的运行机制，办院规模、管理水平和社会影响力遥遥领先于其他海外中医机构，成为我国中医药领域对外交流的成功范例。

三、社会力量办学

1950年后，德国的针灸及中医学会逐渐增多，经过几十年的发展已成立近50个相关领域的机构组织。这些机构多融医、教、研于一体，开办门诊部、出版刊物、举办讲座，同时召开多层次的中医药学术交流会，与世界各国和地区间开展合作。目前对中医中药产生兴趣的德国医生和研究学者逐渐增多，对中医药的研究也在增加，但总体规模较小，缺乏组织系统。研究内容以临床为主，如侧重于临床疗效观测和分析等，且主要放在针灸上，而对中医作用机理做深入研究的人不多。

在中医药办学培训方面，随着德国社会需求的增长，依托中医药相关的机构组织，德国国内陆续开办了不少教授中国传统医药、针灸诊疗技术的培训机构。中医培训协会、针灸师研习协会等诸如此类的机构开创了多样化的中医学习和培训课程。参与人士不仅要有关于西医的知识储备，还得具有被允许行医的条件。教学内容多为针灸学，讲授课程大多能认真传授有关中医理论和临床实践经验，并有严格的考核制度。

另外，也有许多德国医生到中国各地的中医药大学进行短

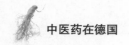
期学习与培训，也有人求助于中国驻德国大使馆联系学习、深造，还有一些人赴海外中医学校系统学习中医药知识，如英国密德萨斯大学与北京中医药大学合办的中医专业等。在旅德华人中医师处拜师学艺的人也很多，也有私人开办培训班，如北威州哈廷根八月医院院长尤根·巴赫曼（Eugene Bachmann）博士，曾在上海中医药大学学习进修，回德后在德国针灸学会批准下，经常利用周末时间为来自各医院、家庭诊所的医生举办一些推拿、按摩培训班，每期学员60～80人，通过课堂讲授、示范操作等，培养中医按摩人才。近年来，德国相关部门还直接与中国中医研究院针灸研究所、国际针灸培训中心合作开展联合办学项目，依托该中心安排课程，每年组织5～6批（每批20～30人）德国医生来中国接受为期3周的针灸培训，学习结束后进行考试并颁发结业凭证。

四、媒体普及教育

德国媒体方面的宣传推广也助推了中医药在德国的传播。德国的一些电视台、电影制片厂及私人影片公司先后拍摄了多部有关中医针灸的科普性专题片或中医针灸教育片，对中医在德国的教育起到了很大的宣传作用。如德国最大的电视台德国电视二台曾3次采访魁茨汀中医院，并制作了一部时长45分钟的专门介绍中医药的电视片，在德国引起很大的反响。还有一家电影制片厂制作了一部超过一小时的相对完整的记录中国传统医药学的电影，受到社会各界的喜爱。汉堡赤心·杜中医研究所与我国联合摄制了《20种常见病的简明针灸疗法》的录像片，配以中德两种语言，以供德国中医、针灸的教学和传播使用。此外，德国国际媒体集团WAZ旗下报刊，也曾多次宣传报道了北威州的雷克灵豪森市圣·伊丽莎白医院与中国人民解放军总医院合办的中医中心。《德国》杂志介绍了巴伐利亚州的克清森林医院开设的中医医院、下萨克森州的布拉姆萨市约翰尼特医院中医科等。这些媒体舆论的宣传推广，对中医药在德国广大民众的中传播普及教育都发挥了积极推动作用。

五、德国有关中医药的社会培训机构与学术交流

德国有关中医药的社会培训主要是由中医药社会团体、医院与研究所联合举办的培训机构，以及有关部门直接与培训中心挂钩联合办学等形式。

1. 德国针灸学会的针灸培训

德国针灸学会（Deutsche Gesellschaft für Akupunktur）是在德国最早建立的针灸协会，专门负责对德国医生进行针灸培训，颁发相应证书。该协会规定培训成员必须是医生或医学院学生，不少针灸机构都与该协会开展了合作，其中如国际监测辅助生殖技术委员会、奥地利针灸协会、米兰的西藏医学研究所和保加利亚索非亚大学皮肤医院针灸研究所、福建中医药大学、北京西苑医院、天津中医药大学等，开展传统针灸培训工作。

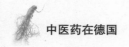

2. 国际中医学会的中医培训

在德国慕尼黑成立的国际中医学会（International Chinese Medicine Society-Societas Medicinae Sinensis）以促进中医被世界认可为宗旨，以几乎一年一届的频率组织讲座、培训班和展览。该学会的医生还有机会被派遣到中国高校研习，包括在附属中医院的临床实习。德国国际中医学会还与成都中医药大学联合开设中医药进修班，开展德国中医药人才的培养教育工作。

3. 德国中医药协会的中医药学术交流

德国中医药协会（German Association of Traditional Chinese Medicine）是一个公益性组织。1979—1994年间，汉学家、中医专家波尔克特（Porkert）教授会定期访问协会所在地，并将中药治疗引入德国中医药协会，澄清了当时一些容易让人混淆的中医学术名词，波尔克特教授在中医方面的深厚造诣对20世纪80年代德国中医药协会的发展壮大起到了决定性的作用。1989年，德国中医药协会受国际针灸学会委托，在杜塞尔多夫组织召开了全球针灸会议，为期3天，举办了33场讲座和10个专题报告。

20世纪60年代的德国缺乏优秀的中医和针灸专业书籍，为了加深德国民众对中医的认识，加强中医专业人士间的交流与学习，提升德国中医从业者对中医的认识和理解，德国中医药协会组织了罗滕堡中医药学术交流大会。大会创办初期，就邀请杰克·沃斯利（Jack Worsley）、范比伦（Van Buren）和阮文吉（Nguyen Van Nghi）等当时欧盟内部极负盛名的中医大家讲学交流。该交流大会受到了德国社会不少中医学会和中医专业人士的支持和帮助，为中医医生和中医爱好者提供了一个向世界宣传中医文化、探讨疑惑，以及将彼此密切联系起来的交流平台。

2006年德国中医药协会召开了为期5天的中医药学术交流大会，举办了60场讲座和2个上午的全体会议，参会者达800人，51名学者发表讲话，英文报告占半数以上。2016年5月，第47届中医药学术交流大会在德国罗滕堡举行，大会由德国中医药协会主办，德国汉堡的3B科技股份有限公司、德国莲中草药有限公司、中国Purmed有限公司、德国中医推广处、德国中医培训中心、世界中医药学会联合会服务贸易专业委员会等参与协办。这届会议是在中国境外举行的规模最大的中医药盛会，来自世界各地的中医药专家、从业者近1 500人参加了大会。2017年5月，第48届中医药学术交流大会在德国罗滕堡举行，本次大会上有来自中国、德国、美国、以色列、加拿大、澳大利亚、新西兰、法国等20多个国家和地区的300余名代表参加，大会主席柯尔德（Gerd Ohmstede）介绍了德国罗滕堡中医药学术交流大会的发展及欧洲中医药事业的发展现状，罗滕堡中医药学术交流大会历经48年的发展，不仅为中医药学术交流提供了机会，同时还致力于提供中医和针灸的相关培训，已发展成为欧洲规模最大的非商业性中医药学术交流大会。大会以增强全球各地中医药组织间的了解与合作，增加各国中医药同仁间交流学术的机会，推动中医药学与全球各类医药学的相互沟通与合作为宗旨。同时他指出，欧洲中医从

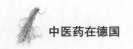

业者有18万人，这个数字相比中国虽然较小，但在欧洲已经是一个相当庞大的群体，该数据进一步证实了中医药在欧洲的发展已成一定规模。目前，德国中医药学术协会正致力于解决中医医疗体制改革等方面的问题，助推中医药在德国的进一步发展。

4. 其他社会培训机构

在德国有影响力的社会培训机构均被允许设置针灸教学课程，如德国针灸协会等。通常以讲授为主提供超过100学时的课程，也有个别协会开设350学时的培训班。

2010年，德国汉堡大学通过与企业合作，在艾本多夫医院创建集科研、教学及医疗为一体的中医药研究中心，由中德医生共同进行中医药基础与临床研究，并加强对学生的中医药培训。

六、德国针灸资格考试

在德国拥有针灸行医资格的医生约有5万人，很多从业者持有的是传统医生资格证，该资质对中医或针灸等内容没有课程学习要求，只要通过西医的基础知识、传染病、法律规定等相关内容的考试，即可实施针灸诊疗。

目前，除个别医师开设中医针灸诊所外，大部分医生只是偶尔用针灸的方法治疗自己专科的病人，总体来讲治疗病人的数量不大。

德国对中医没有立法，没有独立的管理体系，但对中医从业资格有一定要求，如中国的中医文凭需要达到德国法律规定的西医学时数，否则不允许私人开业。一般能获得有限期（最多2～4年）的中医医师许可，在特定的医院或研究所工作的为个别情况。长期工作或独立开业需要参加医师考试或自然医学考试。德国针灸文凭有两种：一是以基础课为主的Diplom A，共140学时，基础理论约占67%，剩下为实际操作，经过培训医生可以使用针灸为患者诊治；二是Diplom B，350学时，学习内容较为全面深化，教学内容更加贴近临床应用，通过对多种中医证型的学习，以及讨论病历等，以期达到培育高质量针灸师的目标。21世纪初德国医师公会制定了德国医师针灸再教育学时标准，规范了教学、考核等多方面内容。例如若想持有A级证书需经过200学时的关于中诊、症候等多项目的培训（理论：案例：临床=6：1：3），符合条件后才允许在诊疗时使用针灸。

总体来说，中医的教学水平在德国普遍不高，师资力量差别很大，教材混杂及教学规划不完整。德国医生与我国中医理论指导中医实践、中医实践丰富中医理论的传统理念大相径庭。他们比较注重实用技术，而对中医理论的系统学习不是很重视。此外东西方思维模式的不同，在传授深奥的中医理论时也有一定的障碍。因此，在海外中医学教育中，既要坚持对中医学基本概念、基础理论的教育与传播，又要以西方人可以理解和接受的方式进行讲授，理论结合病例实际，生动而具体，使得抽象的中医理论有形象的体现，以促进中医理论的推广。

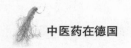

第二节　德国的中医药社会团体

　　20世纪50年代之后，德国陆续出现了一些针灸和中医学术组织，此后这些组织逐渐增多，目前各种针灸、气功、养生等中医相关的组织数量很多。其中成立比较早的、比较大的协会为德国针灸学会，主要负责德国医生的针灸培训，颁发相应培训证书。其余几个大的中医药行业协会有1956年由莱因霍尔德·福尔博士创建的国际福尔电针医学学会（International Medizinisch Gesellschaft für Elektro Akupunktur nach Voll）、成立于1974年的德国针灸—耳针医学学会（German Academy for Acupuncture Auriculo Medicine Inc.）、1978年由汉学教授波尔克特在慕尼黑组建的国际中医学会，以及德国中医药协会等。这些学术组织几乎都是由西医医生成立的，很少有由中医医生自己成立的学术团体。

　　以上这些学术组织以及协会拥有数量可观的会员，比如德国医生针灸协会拥有8 700多名会员，规模和实力相当惊人。这些学术团体大多会出版自己的学术刊物，如《德国针灸杂志》《针灸理论与实践》等，开展学术活动也很频繁，德国医务工作者还有机会前往中国中医院校、医院、科研机构进行考察、研习，包括在各地中医药大学附属医院进行临床实习、教学。

随着各种中医药学术组织不断涌现，会员人数的与日俱增，在德国正式开设中医治疗诊室的医院和诊所也不断增加，针灸、中药、食疗、推拿、太极、气功在德国得到广泛的推广与运用，中医药在德国乃至在整个欧洲的影响也正逐步扩大，西方人对中医药的兴趣正日益浓厚。

一、国际中医学会

20世纪70年代后期，国际中医学会在慕尼黑成立，是西方首个国际中医药学术组织，也是德国唯一一家仅用本土语言的协会，协会规定必须是医生或医学院学生才有资格参会。创始人是德国杰出的汉学家、中医理论专家满晰博（Manfred Porkert）教授。国际中医学会不仅从事针灸研究和临床，还致力于推动中医全面发展，该学会旨在全面研究宣传中医学，如中医药理论、中药应用、气功养生、推拿按摩、太极拳、药膳食疗以及针灸等方面。

国际中医学会的会员出版了不少关于中医方面的书籍和课本，主要杂志有德文版季刊《中医学报》（*Zietschirft Chinesisehe Medizin*）。该学报是欧洲最先发行并克服重重困难延续至今的具有中医学术代表性的刊物，读者覆盖广泛，在欧洲以及北美地区都具有一定的影响力。学报主要翻译中国重要的中医药研究论文，以及国外专家有关学习和应用中医药的文章。此外还有国际中医学会前主席、德国著名中医临床和教育专家韩

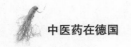

鹏（Carl-Hermann Hempen）与前副主席、德文版《中医学报》主编英悟德（Ute Engelharott）博士合作编写的《中国食疗》（*Chinesische Diaetetik*）。在这本书中，介绍了中医食疗理论、疗养生学说和157种西方常用药用食物的具体应用和滋补作用。在德国，一些中医研究组织也开始了对中医食疗养生的研究和宣传。另外，《中国人的医药》《中国营养学基础和实际应用》《颈鼻耳治疗学中的中医》等书籍也相继出版。

德国中药安全性评估中心是在国际中医学会的帮助下创办的。该中心由德国重要的中药专业性协会和从事中医药的杰出人士组成，主要研究中药临床安全性。

二、德国针灸学会

德国针灸学会于1951年在慕尼黑由巴赫曼、施密特（Schmidt）创办，学会受到法国国际针灸学会的直接支持，成立初期学会会员不足16名，次年出版了会刊《德国针灸杂志》（*Deutsche Arztegesellschaft für Akupunktur*），1952—1969年间定期出版。德国针灸学会至1973年已有千余名会员，成为德国最大的中医组织。1974年另立德国医生针灸学会，由冯·莱特（Van Leither）任主席，会刊为《德国针灸杂志》。到1985年前后拥有会员700人。原由巴赫曼创立的德国针灸医师学会会刊更名为《针灸理论与实践》（*Akupunktur-Theoric und Praxis*）。

该组织还是世界针灸学会联合会（简称"世界针联"，1987年成立于北京）的成员。德国针灸学会是德国医生协会的一个分支，同时也是德国最早建立的针灸协会，专门负责对德国医生进行针灸培训。德国针灸奖是由德国针灸医师学会自2006年度开始设立的，每年度奖励1次。目的是促进医生和科学工作者为针灸的研究和应用、科研成果和临床经验的推广做出贡献。该奖共设立有3个奖项：① 最佳研究奖，主要奖励在促进针灸和中医领域的研究，以及有效性和安全性方面的研究，特别是在机制方面的研究，奖金额为5 000欧元。② 最佳推荐奖，奖金额为1 500欧元。③ 最佳宣传策划奖，奖金额为500欧元。

三、国际福尔电针医学学会

1953年德国医生莱因霍尔德·福尔博士在中国中医的经络学理论与西医学理论的基础上，利用当时先进的电子技术研制出了福尔电针（Electro-Acupuncture according to Voll，EAV）。福尔博士在使用该装置做实验时，发现了不少我国传统针灸学上未被发现的新穴位、新经络和一些传统穴位。一经问世，与之雷同的研究便在全球各地日益增多，福尔电针也被应用到越来越多的领域。1956年莱因霍尔德·福尔博士在斯图加特创办"电针学习班"或称"电针工作协会""福尔电针工作实验室"，后改为"国际福尔电针医学学会"。到80年代中期，已有会员600余人，均为医生（普通医生、牙医）和一些兽医外科医生。该协会致力于推广福尔电针在全世界的传播、研究与教学，以及全医学各领域的规范化使用等方面。

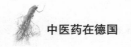

四、其他中医药协会

（1）德国针灸—耳针医学学会。20世纪70年代初针灸—耳针医学会问世，该组织出版《德国针灸—耳医学杂志》，同时利用《德国针灸杂志》作为宣传工具。创建者弗兰克·巴尔（Frank Bahr）博士于1944年出生于德国尼斯，现为南京中医药大学资深教授、中国科学院名誉教授、上海复旦大学客座教授、瑞士针灸与耳医学学会名誉会长、奥地利监控针灸学会名誉会长。

（2）德国中医药协会。创建于1954年，协会为各项学术交流提供机会，鼓励中医教学项目、中医广泛应用，保护中医学传统价值不受损害，发扬并促进中医的可持续发展，同时还为协会成员（替代疗法医师、医生、按摩师等）提供中医和针灸的相关培训的机会。

（3）德国中医学会。2016年9月10日，由在德中医从业人员组建的德国中医学会成立典礼在德国东部城市德累斯顿举行。该学会旨在进一步在德国推广中国传统医学，提高中医在德国的相应地位，争取德国中医从业人员的合法权利。

（4）德国传统中医协会（Deutsche Gesellschaft für Traditionaelle Chinesische Medizine e.V.，）。该协会是一个坚持传统治疗的协会。从一个小型工作组发展到现在已然超过30年。享誉盛名的"传统中医海德堡模式"就由该组织提出，被我国国家中医药管理局所承认，并被誉为"将中医融进西方医疗和研究的未来模式"。

（5）汉堡中医协会（Hamburger Zentrum für Traditionelle Chinesische Medizin e. V.）。该协会是一个致力于推广中医并探索相关研究的协会，成立于2008年。目前设立在汉堡大学医学院。协会自成立以来，已经收集了很多有关中医药相关的科学数据。

第六章

中医药在德国发展
前景分析

第一节 优势与机遇

一、优势

（一）外在原因

中德两国建交以来，在各个领域开展了良好的互动合作关系。尤其是近年来中德关系在各个领域都取得显著进展，无论在广度和深度上都处于历史最好水平。我国也高度重视两国关系，视德国为可靠的合作伙伴，两国之间广阔的合作空间，不仅涵盖政治领域，也包括经贸、文化、教育等各个领域。中国经济持续快速增长，为中德双方合作开拓了新的空间和领域。中德两国的友好关系为中医药在德国的发展奠定了良好的基石。

"中医药走出去"已经成为越来越多国内外人士的共同梦想。我国对中医药国际化的重视，已经从战略层面、政策层面，推进到战略实施阶段。一股中医药的世界热正方兴未艾。国内外联合办学，海外中医药中心建立，不仅国内众多企业、高校与研究机构热衷于创新中药的研发，国外研究机构如美国哈佛大学医学院心脏病研究中心、英国卡迪夫大学、荷兰莱顿大学等也加入创新中药的研究。国家中医药管理局有关领导指

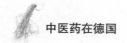

出："随着国际社会对中医药的健康观、疾病观和治疗理念越来越认同，更多国家开始关注和重视中医药的价值和作用，特别是一些发达国家，利用其科技、资金等优势，开展中医药的研究开发，在科学研究、标准制定、产业发展、市场占有等方面都对我国形成了倒逼态势。如果我们国家不去占领中医药研究和发展的'制高点'，将来就会在国际社会中失去相应的发言权。"

2016年12月25日发布的《中华人民共和国中医药法》对中医药事业发展具有里程碑的重要意义。《中医药法》第一次从法律层面明确了中医药的重要地位、发展方针和扶持措施，为中医药事业发展提供了法律保障。《中医药法》的出台有利于提升中医药的全球影响力，在解决健康服务问题上，为世界提供中国方案、中国样本，为解决世界医改难题做出中国的独特贡献。正如习近平总书记所说："中医药振兴发展迎来天时、地利、人和的大好时机。"

（二）中医药自身的优势

中医药是中华民族优秀文化的重要组成部分，历经千年，在我国医疗保健中发挥着不可替代的作用，并且始终处于世界传统医药领域的领先地位。随着人类疾病谱的变化，中医药学以其科学性和先进性越来越被学术界、产业界所重视，是我国独特的医药卫生资源。

中医基于整体观念和辨证论治的理论体系提供了认识和把握复杂人体系统的有效途径，是人类防病治病的根本所在。

中医学把"病人"看作是一个整体，把"病"作为人体在一定内外因素作用下，在一定时间的失衡状态。诊断上，通过"望闻问切"，"司外揣内"，纳为证候，作为临床诊疗的依据；治疗上，既要祛邪、又要扶正，强调机体正气的作用，通过调整机体功能状态达到治疗疾病的目的，构成中医药因人、因事、因地的个体化诊疗体系。这是中医药的一大特点和优势，符合现代临床医学发展的趋势。

中医药对疾病的治疗主要采用药物和非药物疗法，并采用内外兼治的方法进行整体综合调节与治疗。中医方剂是中医最常用的药物疗法之一，针对人体多样性和病变复杂性的特点，通过多环节、多层次、多靶点的综合作用，进行防病治病。非药物疗法以针灸、推拿为主，其中针灸疗法是我国古代的一大发明和创举，通过对人体体表穴位的刺激，进行整体调节，疗效显著，适用范围广泛。中医药的"天人合一、形神统一、动静结合"为主体的养生保健理论和丰富多彩、行之有效的方法，在提高人们健康素质和生活质量方面显示了良好前景。

中医药是人类卫生事业的重要组成部分，以其良好的临床疗效和预防保健效果与现代西方医学体系互相补充，共同为保障人类健康服务。中医药学在一些慢性非传染性疾病、重大难治疾病和一些常见病、多发病的治疗与预防方面具有一定的优势和特色，广受欢迎。中医医药包括针灸、推拿、中西医结合等特色疗法，也日益受到世界人民的关注和接受。

中药资源是我国具有独特开发利用优势和发展战略产业

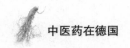

的物资基础。中药材既是中医治病的药物资源，也是化学药品、国际植物药、食品工业等的重要原料。我国丰富的中药资源为中医药产业的规模化发展提供了资源保障。

二、机遇

中医作为中国的传统医学，具有完整的理论基础与临床应用体系，历经几千年的传承、发展，以其显著疗效和独特魅力在以西医为主流的国际医学界占有一席之地，具有举足轻重的地位，特别是2001年中国加入世界贸易组织（WTO）后，中医走向世界的障碍减少，各国对中医药的了解和支持不断加深，中医在国际社会中得到了高度关注和重视，在全球各个国家掀起了此起彼伏的"中医热"。

目前，中医药已经在世界上超过180个国家和地区传播，我国与相关国家、国际组织签订的含有中医药合作内容的政府间协议有86个，与美国、意大利、法国、捷克、俄罗斯、澳大利亚、墨西哥等国还签署了专门的中医药合作协议。针灸已在103个国家中获得认可和使用，其中29个国家获得法律许可，18个成员国将其纳入国家健康覆盖范围。中医在澳大利亚、匈牙利、新加坡、越南、马来西亚、泰国、南非等国家以法律形式得到认可。国际标准化组织（ISO）中医药技术委员会（代号TC249）秘书处落户在我国上海，推动了中医药标准化、国际化的进程。世界贸易组织重视传统医学发展，鼓励各成员国将传统医学纳入各国医疗保健体系中。在新一版国际疾病分类（ICD-11）标准中收纳了中医药为主体的传统医学。中医药迎来了历史上从未有过的发展机遇。

中华人民共和国成立之初，有很多人反对中医，拥护西医，但党和政府十分重视中医药事业的发展。1949年卫生部成立时，医政司的医政处设立了中医科，后又于1954年专门成立了中医司，从50年代中期开始在中医院校设立附属中医医院和中西医结合医院。2001年中国加入世界贸易组织推动了中医药的新一轮发展，现今习近平主席"一带一路"倡议的提出，使得中国的国际影响力逐渐提升。中医药作为中国特色的必不可少的部分，在"一带一路"的推动中，具有无法替代的作用。如今中医药已经被世界上很多国家所认识和了解，以针灸为主导的中医药在德国的发展已有一定的基础，"一带一路"将给中医药在德国的发展带来新的一轮机遇，促进中医药在德国更加繁荣发展。

随着中国加入世界贸易组织，中医药走向世界变得更为现实。时任世界贸易组织副总干事曼多查（Mendoza）在"2002年中国医药论坛——WTO与中国医药市场高层报告会"上指出，中国应积极争取中国传统医药的国际合法地位，推进中国中医传统治疗技术与医药成为世界贸易组织知识产权协议的保护对象。世界贸易组织于2002年5月16日宣布了启动传统医学全球战略。面对这些机遇和挑战，我们中医药相关的各个领域应积极应对，并寻找对策和机会。德国有悠久的植物药使用历史，中医药在德国有着良好的发展趋势，这些都为中医药在德国的发展和突破奠定了很好的基础。

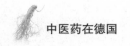

第二节 劣势与挑战

一、劣势

（一）对中医中药缺乏文化自信

德国中医药的发展在很大程度上取决于中医药在我国的发展。中医是扎根于中国土壤上的中国独有的传统特色医学，与西医是在不同文化背景下产生的不同医药学理论体系和医疗模式，是中国古代科学的珍宝，是中华优秀文化必不可少的一部分。面对西学东进对中华文化造成的冲击，中国人只有坚持文化自信，克服文化自卑感，弘扬中医药优秀文化，坚定自信地向德国传播中医药，德国中医药才能蓬勃发展。

习近平总书记在党的十九大报告中提出，要坚持文化自信，没有文化高度的自信，没有文化的繁荣兴盛，就没有中华民族伟大复兴。几千年来，中国一直是世界上的文化强国，底蕴丰富，是在近代才落后的，但也只是我们的经济落后了，管理落后了，而不是文化落后了。作为中国人应该克服文化自卑感，以中医药为载体理直气壮地弘扬和传播自己优秀的传统文化，大力宣传和发展中医中药学，在世界范围内为中医中药"正名"。中医是成熟的科学，有理论有体系，不是经验医学，更不是伪科学，不要人为地被少数人把中医学搞坏了，让别人说我们是伪科学。现在，随着人类疾病谱的变化，现代医疗模式已经由单纯的疾病治疗转变为集预防、保健、治疗、康复于一体的多模式体系，西医西药的局限性，让很多人把目光转向植物药物，希望从传统医药中寻找出路，这是中医中药发展的好时机。中国应该加强中医中药的教学和研究，同时培养大批真正能用中医药学的理论和方法来诊病治病的中医师。

正如德国著名汉学家满晰博教授所说的那样，现今仍然有一些中国的中医们对中医的科学性表示怀疑，这是问题的实质所在。近一百年来，还有许多人固执地认为西医的方法可以发掘和提升中医，用西医的标准和术语改造中医，扼杀中医。在中国虽有"中西医并重"的行政规定，但在医疗的事实上，个别地方还存在中医不能和西医享有同等的学术地位等方面的问题。专门研究中医的机构还是相对较少，研究人员还缺乏对中医基本的方法论和认识论进行深入的研究，不能用深刻而又令人信服的科学论据去证实中医药的科学性。

另外，在中国中医与西医发展不平衡的问题还随处可见。在综合医院里中西医的比例约为1：9，甚至5：95。中医院受西医院的影响很大，中医院普遍存在中医思维变弱，诊断手段西医化，中医院中的病历大多是用西医诊断学和病理学的术语撰写，中医特色没有充分发挥，能用传统的中医学理论和方法来诊病和开方的优秀中医人才有限等问题。中医西化的倾向有待扭转，否则将对我国具有几千年理论与方法积累的传统中医药的传承和发展产生极其负面的影响。

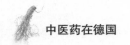

（二）中医望闻问切、辨证论治的科学性有待阐明

望闻问切的"四诊法"是中国古代战国时期的名医扁鹊根据民间流传的经验和自己多年的医疗实践总结出来的诊断疾病的基本方法，即望诊、闻诊、问诊和切诊。传统中医学还认为，人是一个有机的整体，各种脏腑器官、组织在生理和病理上是相互联系、相互影响的。"有诸内，必形诸外"，也就是说，机体的外部表象与内部情况存在着一定的对应关系。医生可以通过望诊、闻诊、问诊、切诊，观察患者外在的病理表现，揣测内在脏腑的病变情况，从而确诊。

"辨证论治"是中医认识疾病和治疗疾病的基本原则，是通过临床症状、体征变化的表现来识别疾病。"辨证"就是把四诊（望诊、闻诊、问诊、切诊）所收集的资料、症状和体征，通过分析、综合，辨清疾病的病因、性质、部位，以及邪正之间的关系，概括、判断为某种性质的证。"论治"，又称为"施治"，即根据辨证的结果，确定相应的治疗方法。辨证是决定治疗的前提和依据，论治是治疗疾病的手段和方法。通过辨证论治的效果可以检验辨证论治的正确与否。辨证论治的过程，就是认识疾病和解决疾病的过程。辨证和论治，是诊治疾病过程中相互联系不可分割的两个方面，是理论和实践相结合的体现，是理法方药在临床上的具体运用，是指导中医临床的基本原则。

中医的辨证论治虽然建立了一定的理论体系，但对于理论在临床上的实践很大程度上还依赖于经验，不同经验的医生对同一个病人的望闻问切可能会得到不同的诊断结果，中医要如何从科学的角度去证实它的价值还面临着巨大的挑战。中国应该在继承和发扬中国传统医学宝库的基础上，系统地研究和发展属于中医药的现代临床诊断和研究技术，制定现代中医药临床诊断标准，阐明中医辨证论治、望闻问切的科学性。

（三）中药质量有待科学评价，充分体现有效性与安全性

中药是中医诊疗过程中用于防病治病的物质基础，安全、有效、质量可控是中药的三大基本元素，是我国药品管理部门一直坚持的基本原则，也完全适用于中药现代化与国际化的发展要求。现有的中药质量标准经过几十年的发展技术手段多样，但多是在借鉴化学药品的真伪鉴定模式和质量分析方法的基础上发展起来的，这种硬搬来的中药西化的质量控制方法已经在多年的实践中暴露出了不少实质问题。如与中药质量相关的药效物质基础研究相对薄弱，现在对中药及其复方的成分研究多局限于寻找某个或某几个成分作为起效的化学物质，中药质量标准实验中所选择的指标性组分与中药的药效关联度不高，完全不符合中药的整体性、多靶点、多途径作用机理。在中药质量标准化进程中，需要考虑中医临床用药整体性的前提下，采用现代综合分析技术对中药有效组分进行系统而全面的深入研究，同时以临床疗效为评判指标，寻找发挥疗效的中药药效组分标准物质，以此为基础才能制定符合中药及其复方特点的质量标准。最新版本的《中国药典》（2015年版）已经在

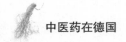

中药质量标准方法做了很大的改进，力争检测指标与生物活性有直接的相关性，含测指标由单一成分向多指标成分转变。

除了中药的质量，在中药质量标准研制过程中，中药的安全性问题也极为重要。近年来出现的中药安全性问题，如"马兜铃酸事件""小柴胡汤事件"等，使得中药安全性问题成为全世界关注的焦点，中药的安全性问题危及中药乃至中医药事业的健康持续发展。与西药相比，中药来自天然动植物，相对安全，中药的安全无毒是在规定的品种、用法、剂量、配伍、剂型、疗程等范围内使用而言。中国古代医学家根据临床使用经验将常用中药分为无毒、小毒、大毒或极毒，这是对中药临床滥用的一个初步警示，也是制定中药安全性标准时极为重要的考虑因素，在加强中药毒性成分和毒副作用的基础上，阐明有毒中药的毒性剂量，制定安全性标准来规范中药的使用。

二、挑战

近年来传统医学受到了各国政府的广泛关注，但由于文化背景不同，中医药现代化水平低，中医药行业缺乏统一的标准。由于没有现代科学的支持，中药安全性遭到质疑，中医中药尚没有被国际社会广泛的接受。日本、韩国等国家在中医药某些方面的研究走在了世界的前列，这些都是我国中医药国际化发展过程中所面临的巨大挑战，而要在德国发展中医药，我们还要面临如下挑战。

（1）中医及从业人员质量参差不齐，在德国还没有一个合理合法的定位。在德国除了西医体系被视为常规医学或正规医学，其他来自世界各地的医学体系包括中医药学都被视为非常规医学、传统医学、替代医学、自然医学或补充医学。1939年2月17日德国通过了传统医生法律，定义传统医生为从事非常规医学（非西医学）的人，即未经国家考核但持有开业执照的行医者。近年来从我国前往德国的一些中医药专家，他们在中国接受的5年大学教育使其所掌握的远远超过了传统医生所必须熟知并能运用的医学专业知识，其中不乏国内的教授、专家。由于不能取得德国的注册医师资格，在德国没有合法认可的医生身份进行执业，他们通常都考取传统医生执照从事医疗保健或行医，这部分人代表了德国中医药最高水平的一个群体，是德国中医药发展的主力军。但是他们也不能从事现代医学治疗，主要依靠替代医学中的针灸、草药、按摩、整脊手法、顺势疗法等作为治疗和保健的主要手段，这些不利因素极大限制了中医药在德国的发展和推广。随着世界各国中医立法的发展趋势，怎样保障中医实践者的切身利益，保障我们中医针灸专业人士在立法过程中的话语权，确保传统中医在海外发展的正确方向，是当前我们面临的挑战。中医针灸在德国的发展任重而道远。

德国的传统医生医学专业素质良莠不齐，如在德国的中医教育体系不完整及不规范、中医总体办学层次较低、中医药教育水平有限。传统医生在德国的门槛很低，甚至低于很多传统行业，如德国的缝纫、理发、打字员、修脚、花匠，甚至农

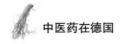

民都要接受专业训练，往往需要2～3年时间，领取结业证书经审查合格，再予考核后才能录用。而传统医生报考人员不需要医科专业文凭，只要年满25岁，由医生出具健康证明，由市政府出具无犯罪记录，就可以报名参加考试。国家也没有统一的考试安排，只要由地方卫生部门聘请西医主考即可。这就造成越来越多的没有经过医学教育经历的人员如其他各行各业的从业人员，甚至家庭妇女在短期学习医学知识并通过传统医生考试后，就可以从事传统医学相关的医疗活动。因此客观上讲，德国传统医生的医学背景差别很大，真正意义上的中医师群体的德国传统医生有较好的医学背景，如来自德国西医注册医师群体的德国传统医生，以及来自中国接受过正规的中医培训的德国传统医生。但是他们也没有处方权，所用药品费用和其他治疗费用都没有纳入保险系统，原因是其不为法律意义上的"医疗行为"不受法律保护。同时由于西医学与中医学的背景不同，医学基础强弱不同，传统医生从事针灸疗法，难免影响了中医的信誉，使德国医疗界和大众对中医理论和中医的疗效认同产生不良影响，对中医发展极其不利。

（2）德国的中医药有待进一步合法化。虽然中医包括针灸在德国已经有多年的发展历史，但是在德国的中医，包括针灸还未进行单独的法律制定。中医在德国仍处于补充医学和替代医学的范畴，面临法律、政策和技术等多方面的壁垒。特别是德国西医界对中医药还有很多反对的声音，德国还没有为中医完全打开方便之门，如中药尚未进入公立医院，市场上也没有专营中药及其中成药的中药店，医生所开的中药方只能在部分私人诊所内配药。中药及其饮片在德国的进口很不顺畅，中药在德国的零售价格也非常昂贵，甚至比在中国高10倍。中药在德国的进货渠道基本是从第三国进口，比如从周边的荷兰、比利时等国进口，数量十分有限。近年来，已有部分中药饮片及某些中药保健品从中国的天津、香港等出口到德国。德国是世界上对中药管制最严格的国家，对进口的中药饮片，必须经过政府指定药检机构按照欧盟药典标准作性状及理化检测等检测项，检测合格，发给证明，方可销售。一般来说，一种中药材往往需要花费百万以上的德国马克，历时5年左右，才能获准进入德国。德国在中医准入和销售的监管方面也十分严格，若按照有关欧盟标准检验不合格者，则不能进口，更不得销售，违者将会承担法律责任。中成药若要出口德国，首先必须按照德国政府的有关规定，在德国进行药理、毒理、药化及临床验证等一系列药品再认证工作，获得德国政府批准合格者才能进入德国市场。而保健药品进口的审批手续比中成药简单些，和进口饮片相似，德国药政部门的官员会到中国的生产厂家按GMP的标准进行检查，按照食品的标准经检验产品，达到相关标准合格者方可进入德国市场按保健品销售。

（3）中药在德国没有完全进入医疗保险系统。在德国，针灸治疗费用基本纳入医疗保险公司报销范畴，而中医治疗费、中药费用等往往都是由患者自费，医疗保险公司基本不承担这些方面的费用。德国是世界上第一个创建医疗保险制度的国家，迄今已有110多年的历史，分为公立医疗保险和私人医疗保险。自1986年起，已有不少保险公司承担一定数额的针刺治疗费用，条件是针刺治疗要在政府卫生部门认可的医疗点治疗。1991年3月开业的魁茨汀中医院是德国乃至欧洲地区的一个特例，该院病人可以在医疗保险公司报销几乎所有发生的中医药治疗费用，包括针灸、草药、气功、推拿等，医疗保险公司已经开始认识并接受中医药的独特疗效。2006年起德国规定针刺治疗慢性腰痛和膝痛的医疗费，可以从公立医疗保险里报销。但还是有很多的限制：① 必须在和保险公司签订合同的注册医师的诊所或医院里治疗发生的费用，才能予以报销。注册医师开的私人医院或诊所，等同于传统医生诊所，公立医疗保险不给予报销。② 只有针刺治疗才可能报销，艾灸和中草药等不能报销。③ 只有针刺治疗膝痛和腰痛这两种疼痛疾病在公立医疗报销范畴。④ 每年每个患者只报销10次针刺治疗的费用，每次费用36.72欧元。这些均说明中医药在德国医疗保险仍然受到很多限制。在公立医疗保险允许报销的医师诊所或医院里，主要是西医大夫在做针刺治疗，而真正的中医专家由于在德国不被承认医学背景，只能以传统医生执照行医，但是公立医疗保险公司是不予以报销针灸等治疗费用的。当然，私人保险或者在参加公立医疗保险之外自己额外购买的附加医疗保险，以及国家给教师、政府职员等公务员设立的福利医疗保险，大都可报销针刺治疗的费用，但是一般不予报销艾灸治疗费用。中草药只有很少数的保险能报销，比如少部分政府雇员的福利医疗保险，可以在德国药店购买的中草药费用报销中报销。中医推拿按摩不在医疗保险报销名录里。拔罐疗法不仅见于传统中医，也是东欧一些国家的古老治疗手段，因此很早就被德国认可，大部分的私人保险、附加医疗保险以及福利医疗保险都会报销拔罐费用，只有极少数医疗保险公司不予以报销拔罐治疗费用。在德国，参加公立医疗保险的人仍占绝大多数，只有少数高收入群体有能力购买私人医疗保险。由于德国公立医疗保险能够覆盖大部分的疾病治疗费用，因此，有附加医疗保险的人们也只是少数。国家给公务员设立的福利医疗保险，虽然限制较少，但每次报销针刺治疗费用的额度较低。总体来说，目前德国医疗保险公司在中医药治疗（主要是针刺治疗）费用报销上出台了各种限制，主要原因是在德国从事针灸治疗的开业医生、传统医生大多数没有在德国受过系统的中医教育，或在中国仅参加过短期培训，或是拜师于早期客居欧洲的其他亚洲国家侨民，中医药理论与技术水平参差不齐，大大增加了保险公司认定中医师资格和理赔报销的难度，同时也引发了本来就对中医抱有成见的一些西医医生的不满和疑虑。上述种种因素也制约和影响了中医药在德国的推广使用。

（4）德国中医药教育有待进一步提高。德国的中医药近十年来虽然发展很快，但中医教育在德国的学术界、医政界、教育界仍未受到足够重视。中医教育仍处于无序状态，课程设置与教材都没有设置一个统一标准，缺乏中医临床实习所需基地，管理和教学质量良莠不齐，考核标准不一等。所以，中医学在德国的传播教育还需要经过一段漫长和艰苦的道路。

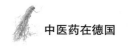

第三节 未 来 对 策

为了巩固现有的中医教育阵地，进一步促进和扩大德国的中医教育规模，推动中医药在德国的发展，我们要着力从以下几个方面开展工作。

（1）加大对外宣传力度。中医药对外宣传工作是对外教育发展的一个重要环节，要加强与扩大宣传，让更多的德国人了解和接受中医的理论体系与临床治疗，加强并扩大与德国学术界、医政界、教育界的沟通，宣传推广具有国际水平的和有显著疗效的中医药，拓宽合作领域，让更多的人认识和承认中医的客观性、科学性，从而接纳并支持中医教育、医疗和科学研究。通过各种媒体，以纪录、纪实的形式，多种途径传播中医的发展及应用情况，以及中医在中国历史发展过程中的作用。特别发掘国外有史以来使用中医的情况，尤其是目前在德国的中医，通过筛选，对临床上具有一定影响的中医类机构加大宣传，提高在民间的知名度，可能通过一些民间非营利性机构，以多种形式鼓励德国民众接受中医治疗，从多方面了解中医。例如可以组织和举办"中医节"、专家义诊之类的民间活动，让更多德国民众直接接触中医，从中医的实践中受益。

（2）加强与德国的对外合作。加强与德国的中医药团体、学校、医院，以及对外友协的联系，利用省市已建立的友好城市，把中医药内容纳入友城建设项目，建立友好医院或友好病区，加强与中国驻德国大使馆的联系，争取由他们出面组织政府有关人士来华参观考察，并直接争取与政府合作办学，促进中医对外教育的发展与合作，教育与科研并行。在目前阶段，由于德国接受中医以针灸为主，可以以针灸作为突破口，开展临床中医循证医学研究，提高中医科研水平（主要是针灸医生的水平，可以考虑组成专门的专家团队，负责循证医学研究的临床操作部分，以提高科研的操作水平，避免因为医生的操作水平导致的科研的水平下降，出现不利于中医传播的科研结果）。

（3）提高境外教学质量。德国许多中医培训中心和学术团体都提供一定的短期培训教育，是以培训针灸、按摩为主，也多注重技能，而较少在中医药基础、中医临床的学习上下功夫，所以学员难以从中掌握系统全面的中医知识，这对中医在德国的健康发展是不利的。德国人讲究每个人有自己独特风格，故而他们的学习计划每个人都不同，所以学习科目繁杂，学习时间、要求不等。不懂中文，成为我国中医院校接受他们来华学习的主要困难。如何搞好这一领域的对外中医教育，是值得我们认真思考的。因此，培养高水平的涉外中医药师资人才，或请境外教学任职教师来中国中医院校进行系统研修，以提高境外教学水平，为逐步将中医教学纳入德国高等教学体系的目标努力。争取在国（境）外建立一批示范性的中医药医疗、教育、科技合作的机构是一种比较理想而且可行的办法。

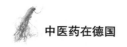

另外，有必要开展规范的中医药教育培训和考试认证制度，可以依托国际中医类学术机构或者世界卫生组织，制定相关的考核与教育制度、教育大纲、指定教材、指定培训机构及具体考试制度等，对实习基础进行论证，并制定有继续再教育的机制，使中医的教育及资格认证国际一体化，走可持续发展的道理，提高中医的教育、认识和实践水平。

（4）编写较高水平教材。就像德国著名汉学家满晰博教授所言，中医对外传播，基础理论及文化的教育应该先行一步，尤其是中医的发展史，有助于外国人了解中医的起源及其客观的实践性特点，可以提高他们对中医的信任和理解。在德国，多数人不了解中医，甚至认为针灸就是中医，对中医概念的理解很狭窄，存在巨大偏差。另外，在国外行医的中医人员也比较复杂，有的是西医出身，有的只是掌握不多的中医药知识，实践操作水平也不高，甚至不能叫中医，这自然会影响中医药的传播速度和范围。中国应该多做一些翻译的工作，把中医药的内涵介绍给世界。针灸教材是目前较成熟的对外教材，无疑为中医药人才的学习培养创造了条件。但中医药专业系列教材则版本尚少，不能满足不同层次的教学要求，且中医各家学说、经典及临床教材等相对缺乏，这在一定程度上影响了中医学术在德国的发展。因此，国内应组织力量编写适于德国各层次教学的高质量中医药教材。在编写过程中，应针对德国的文化背景下的教学特点，努力在内容编排上及外语文字表达上使受教育者易于接受。同时规范中医对外教育的标准，研讨教育教学方法，协助对方进行教学，管理或教学建设，使我国的对外中医教育工作真正走上正确的轨道。

（5）中医大师出国门。西方学者学习中医、从事中医、研究中医的积极性日趋高涨固然让人欣慰，但毕竟中医是中国特有的、植根于中国土壤中的传统医学，只有掌握中医精髓的国人投身于中医对外传播事业中，才能保证中医传播中信息的质量和数量不出现失真和偏差，并在西方国家建立起完整的中医学医疗体系，这个体系应包括医院、学校、研究、卫生等一系列机构及其配套人员，从而最终在欧洲取得与西医同等的地位。

总之，德国的中医药有很好的发展前景，但道路是曲折的。随着中德两国医学交流的深入发展，德国的中医药事业必将有一个新的飞跃，使具有悠久历史的中国传统医药进一步走向世界，对世界各国人民的医疗卫生事业做出更大的贡献。

参考文献

［1］中国驻德国大使馆经济商务参赞处.从德国药品监管体制看中药进入德国的前景［N］.中国质量报，2005-01-24（4）.

［2］吴伯平.德国中药检测标准［J］.中国中医药信息杂志，1995（9）：38.

［3］杨明，周东.中药进入德国医药市场的可行性分析［J］.世界科学技术，1999（4）：56-57.

［4］陈锦锋.德国中医药的发展正星火燎原（一）——德国中医药的概况、特点与未来［J］.中医药导报，2016（16）：1-4.

［5］陈锦锋.德国中医药的发展正星火燎原（二）——德国中医药的概况、特点与未来［J］.中医药导报，2016（17）：1-5.

［6］李沛，杜野岚，刘梅.针灸在德国的发展［J］.中国针灸，2005（4）：275-279.

［7］李沛，杜野岚，刘梅.针灸在德国的发展（续）［J］.中国针灸，2005（5）：333-336.

［8］WITT C M, JENA S, SELIM D, et al. Pragmatic randomized trial evaluating the clinical and economic effectiveness of acupuncture for chronic low back pain［J］. Am J Epidemiol, 2006, 164(5): 487–496.

［9］WITT C M, JENA S, BRINKHAUS B, et al. Acupuncture for patients with chronic neck pain［J］. Pain. 2006, 125(1–2): 98–106.

［10］JENA S, WITT C M, BRINKHAUS B, et al. Acupuncture in patients with headache［J］. Cephalalgia, 2008, 28(9): 969–979.

［11］WILLICH S N, REINHOLD T, SELIM D, et al. Cost-effectiveness of acupuncture treatment in patients with chronic neck pain［J］. Pain, 2006, 125(1–2): 107–113.

［12］WITT C M, REINHOLD T, BRINKHAUS B, et al. Acupuncture in patients with dysmenorrhea:a randomized study on clinical effectiveness and cost-effectiveness in usual care［J］. Am J Obstet Gynecol, 2008,

198(2): 166.e1-8.

［13］WITT C M, LÜDTKE R, WEGSCHEIDER K, et al. Physician characteristics and variation in treatment outcomes:are better qualified and experienced physicians more successful in treating patients with chronic pain with acupuncture?［J］. J Pain, 2010, 11(5): 431-435.

［14］WITT C M, SCHÜTZLER L, LÜDTKE R, et al. Patient characteristics and variation in treatment outcomes:which patients benefit most from acupuncture for chronic pain?［J］. Clin J Pain, 2011, 27(6): 550-555.

［15］HAAKE M, MÜLLER H H, SCHADE-BRITTINGER C, et al. German Acupuncture Trials (GERAC) for chronic low back pain:randomized, multicenter, blinded, parallel-group trial with 3 groups［J］. Arch Intern Med, 2007, 167(17): 1892-1898.

［16］BÖWING G, ZHOU J, ENDRES H G, et al. Differences in Chinese diagnoses for migraine and tension-type headache:an analysis of the German acupuncture trials (GERAC) for headachece［J］. Cephalalgia, 2010, 30(2): 224-232.

［17］GRANELLA F, D'ALESSANDRO R, MANZONI G C, et al. International Headache Society classification:interobserver reliability in the diagnosis of primary headaches［J］. Cephalalgia, 1994, 14(1): 16-20.

［18］VOLL R. Topographic Positions of the Measurement Points in Electroacupuncture［M］. 4 Voll Sup ML Verlag, Uelzen, West Germany, 1976.

［19］WOLFGANG E. PAULUS, MINGMIN ZHANG, et al. Influence of acupuncture on the pregnancy rate in patients who undergo assisted reproduction therapy［J］. Fertility and Sterility, 2002, 77, (4): 721-724.

［20］BRINKHAUS B, WITT C M, JENA S, et al. Acupuncture in patients with chronic low back pain:a randomized controlled trial［J］. Arch Intern Med, 2006, 166 (4): 450-457.

［21］Manheimer E White A Berman B Forys K Ernst E Meta-Analysis: acupuncture for low back pain［J］. Ann Intern Med, 2005 (8): 651-663.

［22］王发渭. 德国中医药教育发展的特点与对策［J］.军医进修学院学报，2002（4）：319-320.

［23］戴京樟，马淑惠.德国中医教育现状与思考［J］.中医教育，2013（5）：61-63.

［24］范延妮.中医德国传播考略［J］.山东中医药大学学报，2014（5）：459-462.

［25］耿直.中医在德国［J］.中医药导报，2016（15）：1-5.

［26］王发渭.中医药在德国的研究近况［J］.时珍国医国药，2000（11）：1054-1056.

［27］吴伯平.中医药在德国［J］.国际中医中药杂志，2003（4）：225-226.

［28］戴京璋，马淑惠.德国中医教育现状与思考［J］.中医教育，2013（3）：61-63.

［29］刘燕平.中医药在德国发展瞥视［J］.广西中医药大学学报，2006（3）：151-153.

［30］满晰博.中医对外传播需理论先行［J］.江苏中医药，2006（2）：8.

［31］郑金生.文树德教授的中国医学研究之路［J］.中国科技史杂志，2013（1）：1-17.

［32］张碧弘.中医疗法在德国大受欢迎［J］.中医药国际参考，2006（5）：13.

［33］魏敏.王国强与德国中医药代表团会谈［J］.中医药管理杂志，2014（10）：1674.

［34］张钰卿.以中医相关的机构为例探讨中医在德国民间的传播状况［J］.中西医结合心脑血管病杂志，2016（16）：1879-1881.

［35］候立娜.福尔电针概述［J］.河南科技，2014（8）：103.

［36］杨丽雯，王银泉.中西文化交流视阈下文树德《黄帝内经》英译研究［J］.中国中医基础医学杂志，2016（4）：542-544.

［37］蒋继彪.中医国际化发展策略研究——基于国家距离视角的分析［D/CL］.［2018-12-31］. http://kins.cnki.net/KCMS/detail/detail.

［38］陈立新.中医药在德国［J］.北京观察，2003（8）：65.

［39］郑恩元.中医是成熟的科学［J］.办公自动化，2017（10）：4-8.

［40］WAGNER H, BAUER R, MELCHART D, et al. Chromatographic Fingerprint Analysis of Herbal Medicines Volume III［M］. Springer Vienna, 2011(4): 181-190.

［41］HAGER S, DAI J, FISCHER V, et al. East meet west: synergy through diversity［J］. Forschende Komplementarmedizin, 2016, 23 (Suppl 2): 3.

［42］MELCHART D, WEIDENHAMMER W, STRENG A, et al. Prospective investigation of adverse effects of acupuncture in 97 733 patients［J］.

Archives of Internal Medicine, 2004, 164(1): 104−105.

［43］MELCHART D, STRENG A, HOPPE A, et al. Acupuncture in patients with tension-type headache:randomised controlled trial ［J］. Bmj, 2005, 331(7513): 376−379.

［44］LI Y, LINDE K, HAGER S, et al. Assessing morphological characteristics within traditional Chinese tongue diagnosis — A reliability study ［J］. European Journal of Integrative Medicine, 2008, 1(Suppl 1): 10.

［45］戴京璋，马淑惠.对中医药国际合作与服务的思考与启示——从北京中医药大学德国魁茨汀医院的历史与发展谈起［J］.中医药导报，2017（17）：1−7.

［46］李红.中医药在国外发展的特点和启示［J］.中华中医药杂志，2006（6）：359−361.

［47］理查德·博莱.中医药在德国的市场现状［J］.临床药物治疗杂志，2009（2）：13−16.